児童精神科医が教える

こころが育つ子どもの食事

宮口幸治
児童精神科医・医学博士

はじめに

２０２３年10月25日の毎日新聞に次のような記事がありました。某県の知事が、ある講演会で四国地方の料理について「貧乏くさい」「うまくない」と発言したのです。これにはＳＮＳを中心に多くの非難がなされ、後日、その知事は会見を開き謝罪しました。この一連の騒動に対し、識者たちは、その人が食べてきたものはその人の人生でもある、ふるさとを愛する気持ちと食べ物は同じだ、と述べていました。

確かに自分が好きな食べ物を馬鹿にされたら、自分も馬鹿にされているように感じます。知事の発言への非難は十分に理解できます。ソウルフードという言葉もあるように、どなたにも思い入れのある食べ物があるはずなのです。

「食」べるという営みは生まれてから死ぬまで続きます。

1日3回、365日、85年間食べ続けるとすると約9万3千回にもなります。生まれてから現在まで、人は当たり前のように食べ続けていますが、その食事にどんな意義があるのかを考えてみることはあまりありません。最初は母乳から始まり、親が作ってくれた食事をとり、そして自立するにつれて自分で食べたいものを選び、作っていくことになります。そこにはときに、好き嫌いも生まれるなど、まさにその人の生き方そのものが映し出されるように思います。もし自然災害などで数日間でもまともに食べられない経験をすると、恐らく一番の関心事が食べ物になるのではないでしょうか。そしてこれまでの「食」の有難みや重みなども見えてくることでしょう。毎日当たり前のように食事をとってはいますが、実は一食一食が大きな意義のあることなのです。

それらの意義のうち、本書では特に、子どもの頃の食体験がその後の成長にどんな影響を与えるのか、主に精神発達の観点から考えていきたいと思います。

幼児期の子どもの発達相談で、最も多い相談内容の一つは「食」に関することです。身長や体重が増えていかない、好き嫌いが激しい、偏食がある、食物アレルギーが心配、など多岐にわたります。そして保護者自身も、作っても子どもが食べてくれない、お腹いっぱい食べさせてあげたいが経済的に困難だ、作るのがストレスだ、などさまざまな悩みを抱えていらっしゃることかと思います。さらに孤食、肥満、摂食障害などの問題もあります。それらについても紐解いていきたいと思います。

食事の場は社会の最も基本的な形態の一つでもあり、日常生活において相互に作用し、コミュニケーションを通して情報や経験を共有します。家族の食卓では、その家族の価値観、文化、伝統が共有され、次世代に伝えられます。まさに「食卓は社会である」と感じます。本書が、毎日繰り返される食事の意義を考える上でその一助となれば幸いです。

児童精神科医・医学博士
宮口幸治

目次

はじめに　003

Chapter 1
「普通に食べる」が難しい子どもの存在

子どもの周りにあるトラブル　010
子どもを取り巻く問題　010
子どもが抱える食体験のトラブル　012

食が絡んだ子どもの問題とその背景　016
食べ渋りと過食　016
偏食と好き嫌い　021
孤食　028
欠食　030
摂食障害　035
飲食店テロに見る子どもの食体験とSNSの影響　038

Chapter 2
子どもにとっての食事の意義

一食の重み　044
もし小学生が一食でも抜かして学校に来たら…？　044
貧しい国では子どもは必死に食べる　048
少しでも大きなものを選ぶ　049

発達と食　051
最初は母乳、最後は点滴　051
おっぱいの時期　052
自分で食べ始める　053

食べることと遊ぶこと 054
味覚の変化 057
こだわりやマイルールの出現 060
食と人との関わりの変化 065

もし子どもが適切な食事を与えられないとしたら 067

子どもは食べ物、食べる時間、環境を選べない 067
夏休みは危機 069
中学校の恐怖のお昼の時間 071
カップ麺を嫌がる子ども 076
自分の地域に「こども食堂」はあるか 078
アタッチメント（愛着）と食 081
アタッチメントと食事場面で起こること 083
「食事を与える」⇔「食事を受け取る」 087

Chapter 3

適切な食事と食環境とは？

3

誰とどう食べるのか 092

家族で食卓を囲むこと 092
家族で食事をとることであらゆるリスクが低減する 097
給食の意義 104

何を食べるのか 108

特定の栄養不足が引き起こす心の症状 108
カップ麺、ファストフードをどう捉えるか 112
まったく摂らない栄養素をなくす 117

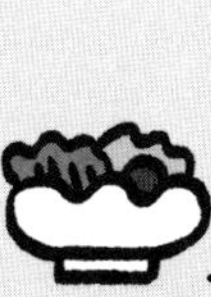

Chapter 4

親にとっての食事の悩み

与えることの難しさ 122

「食べさせる」までの長いプロセス 122

料理は愛情？　ポテサラ論争 125

子どもとの食事場面は親のストレスを高める!? 130

食事場面における子どもへの「ストレス」 130

子どもを遠ざけてしまう食事場面の言葉 133

食事場面での親のタイプ 138

タイプ別の戦略 144

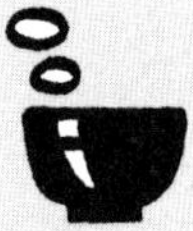

Chapter 5

味覚以外の食事の意義

誰と食べるか、いつ食べるか 150

一緒に食べる相手によって味が変わる 150

節目ごとの食事 159

食事は子どもの心を育む営み 166

親が「食」で子どもにしてあげられること 166

各家庭の食事中の習慣 167

好みや嗜好、食文化の伝達 169

感情や思い出と食の記憶 171

限られた時間とお金でできること 174

おわりに 180

Chapter 1

「普通に食べる」が難しい子どもの存在

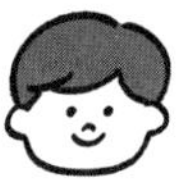

子どもの周りにあるトラブル

子どもを取り巻く問題

本章では、まずは食に関する子どもの問題について、どのようなものがあるかを見ていきます。私は某市で教育相談をもう15年以上続けていますが、子どもを取り巻く問題には、発達や学習の遅れ、粗暴行為、性の問題行動、不登校、いじめ、非行、親の不適切養育などが入り交じり、保護者のみならず、学校の先生方も毎日奮闘されていらっしゃる様子をいつも身近に感じています。

問題の深刻さも年々増しており、それらにどう対応したらよいのかといった課題は山積みであり、子どもに関係する支援者の方々の疲労は慢性化している感さえあります。

問題の背景には、保護者の虐待、経済的な問題、家庭内ＤＶ、子どもの発達障害、知的障害、境界知能など、家庭環境や子どもの生まれつきの特性などが考えられます。解決がなかなか困難なものから何らかの介入で問題性が軽減するものがあります。本書で取り上げているのは子どもを取り巻く家庭環境のうち、「食」に関することです。

子どもと食と言えば「食育」という言葉があります。農林水産省のウェブサイト〈※0〉によれば、食育とは、

「生きる上での基本であって、知育、徳育及び体育の基礎となるべきものと位置付けられるとともに、様々な経験を通じて「食」に関する知識と「食」を選択する力を習得し、健全な食生活を実践することができる人間を育てること」

と説明されています。平成17年に食育基本法、平成18年に食育推進基本計画が制定され、子どもが適切な食習慣を身につけられるよう国を挙げて取り組まれているところです。文部科学省はウェブサイト〈※1〉で食生活の乱れについて『孤食』『偏

〈※0〉 https://www.maff.go.jp/j/syokuiku/

食』『欠食』の3つを挙げ、これらが肥満や痩身、体力低下、学力低下につながるとしています。ただ、この3つがなければ食生活に問題ないかというと、決してそんなことはありません。食べ物の知識、食事中のマナー、一緒に食べる相手、食事中の会話やSNSに関する問題、そして食事を作る親の負担など考慮すべき点が多々あり、こういったことも十分に満たされないと、子どもの身体面だけでなく精神面にもさまざまな影響を及ぼすだろうことが予測されます。

子どもが抱える食体験のトラブル

では食体験と関連した具体的な問題はどのようなものが挙げられるでしょうか。子どもたちの食体験は、彼らが抱える課題や生きにくさ、学校でのトラブルとも密接に関連してきます。食事は家庭だけでなく学校や集団において、さまざまな意味を持ちます。例えば学校給食においては次のような問題が生じることもあります。

まず、食べるスピードの問題です。みなさんが子どもだった頃を思い出していただきたいのですが、給食の時間に食べるスピードが遅い子がクラスに一人はいたと思います。給食の時間が限られていることや、クラスによっては「残すのはよくない」とする先生もいることから、「全員が食べ終わるまで休み時間や次の授業へ進まない」という判断のもと、食べるスピードが遅い子がいることで、クラス全体の進行が遅れるという問題が生じます。昼休みに入っても給食を食べきれないことが何度かある場合、その子どもにとって給食の時間は毎日の苦痛となり、また学校でのトラブルの一因となり得ます。

次に、子どもたちの食べ物の好き嫌いに関する問題です。これは給食を食べるスピードが遅いことにもつながりますが、学校の給食メニューは一律に決まっており、個々の好みに合わせることは難しいため、子どもによっては苦手な食べ物に対して抵抗感を示すことがあります。保護者からそういった情報が学校側にしっかり伝えられていないと、先生から注意を受け続けることがあります。

〈※1〉 https://www.mext.go.jp/syokuiku/what/index.html

そして、食べ物を粗末にするという問題もあります。食べ物を無駄に残したり、粗末に扱ったりする行為は、食資源の無駄遣いというだけでなく、倫理的な観点から問題視され、その子どもの生活習慣や家庭環境に何らかの介入が必要になってくることもあります。特に食品価格が高騰している現在、この点はますます注目されるでしょう。

さらに、思春期に入るとより複雑かつ深刻な問題が浮上することがあります。思春期は身体的、心理的な変化が激しい時期であり、食に関するストレスや不安が高まることも多いです。特に、ボディイメージへの偏りや歪み、同級生からの何気ない言葉、家庭環境の乱れから摂食障害などの健康上の深刻な問題につながると、本格的な医療の介入が必要になってきます。子どもたちの食体験は学校や集団の関係性においてさまざまな問題を引き起こす要因となり得るのです。

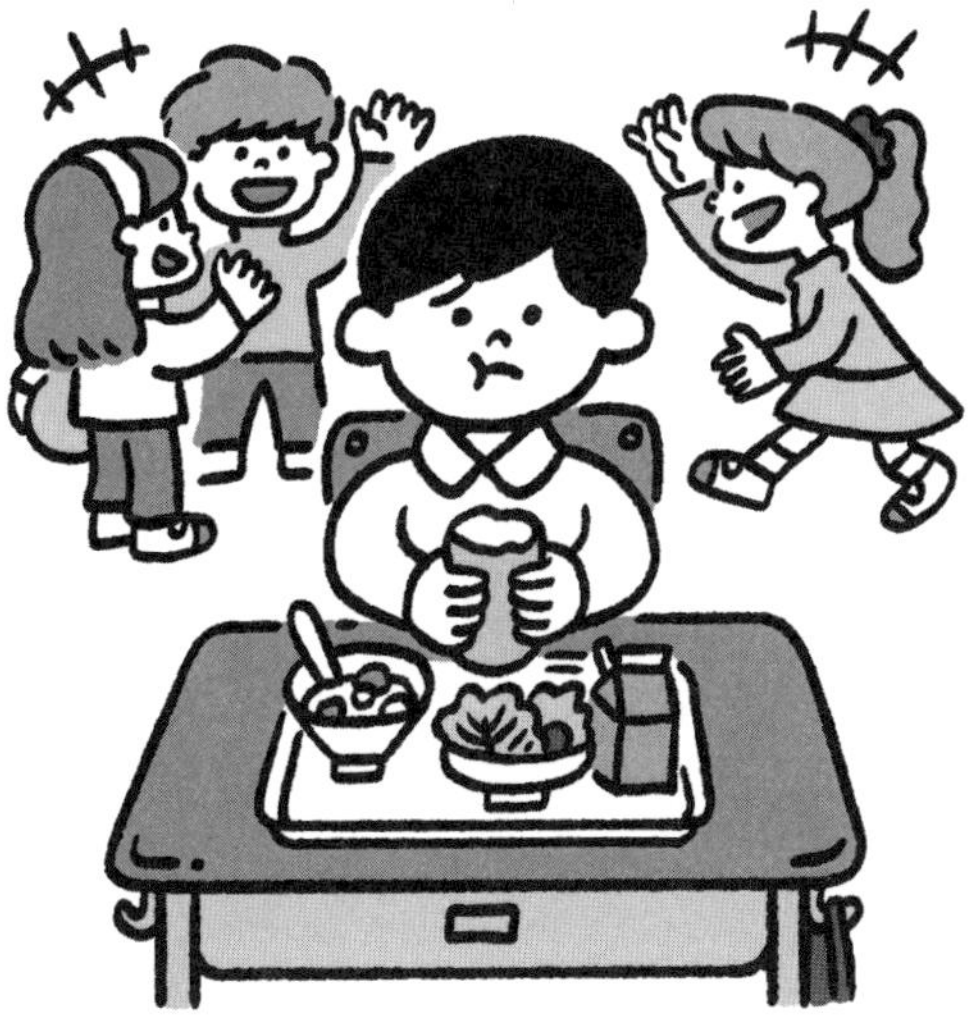

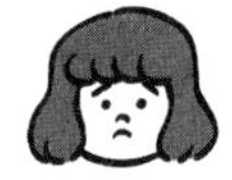

食が絡んだ子どもの問題とその背景

食べ渋りと過食

前述の例のように、食が絡んだ子どもの問題としてさまざまなものが考えられますが、本節では「食べ渋り」と「過食」に注目し、問題とその背景について見ていきたいと思います。なお、ここでは摂食障害まではいかないレベルまでを扱っています。

◎食べ渋り

子どもが食べ渋りをする理由はさまざまです。例えば、環境の要因、精神的な要因、身体的な要因などの問題が挙げられます。親としては、食べ渋りがあった場合、子どもにどのような特性や原因があるかを知り、理解することが健康的な食を提供する上で重要になってきます。以下、環境面、精神面、身体面に分けて見ていきたいと思います。

【環境面】

食環境が子どもの食べ渋りに影響を与えるのは、食事の質以外に、食体験に対する子どもの快適さやリラックス度、興味・関心だと言われています。騒々しい、蒸し暑いもしくは寒い、埃っぽい、薄暗いなどの不快な場所は、子どもが安心しリラックスして食事をとることを妨げます。

また食事中のテレビの音や画面、スマートフォンは、子どもの食への興味・関心をそらします。テレビやスマホは、子どもの注意を食事からそらし、そもそも食べることに集中できなくさせてしまう可能性があります。私たち大人であっても、スリリングなドラマを見ながら、また、スマホでメールをしながらでは食事に集中できないはずです。また食卓が、遊ぶ場所やテレビ視聴の場所と同じであれば、子どもにとって食べることを特別な時間として認識するのが困難になります。食事への注意が散漫になると、栄養があって食べてほしい食材でも、子どもは注意を向けられなくなるのです。
ですので、子どもの食べ渋りに困っている親としては、リラックスできる静かな環境と、子どもが食事に集中できるようにすることを考慮すべきでしょう。

【精神面】

両親の不和や不適切養育といった家庭内の問題や、いじめ被害など、大きな心の負担が生じた場合、子どもは食べ物への関心を失うことがあります。これは子どもに限らず、私たち大人にもあてはまるでしょう。例えば、仕事で大きな失敗をしてしまったとき、大切な人との悲しい別れがあったときなど、食欲が湧かず食べたくないということがあると思います。子どもは経験が少ない分、大人以上に刺激に敏感であり、ちょっとした出来事でも大きな心の負担となり、食べ渋りにつながることがあります。

また見落とされがちですが、学業や習い事、スポーツなどの活動に対して親や教師から過度な期待やプレッシャーがかかると、食欲に影響することもあります。それらの成果や結果によって自分に対する大人の態度が変わるのではと感じると、そのことばかり気になり、食事どころではなくなるからです。

【身体面】

身体的な要因から、結果的に食べ渋りにつながることもあります、例えば、口内炎などがあれば痛みなどから食べることを嫌がります。虫歯も同様です。風邪などで扁桃腺が腫れ食べ物を飲み込むことが難しくなれば、食べたくても食べられません。消化器系の問題として大きいのが便秘です。便秘にはいくつかの定義がありますが、これも食べ渋りの原因になります。また便秘までいかなくとも腸内に便が溜まっているだけで腹部の不快感につながりますし、腹痛を伴うこともあります。便秘は、食事の工夫や小まめな水分摂取、適度な運動などで改善しますので、食べ渋りがあった場合は排便の頻度、状態を確かめておきましょう。

これらのように、食べ渋りにはさまざまな要因が挙げられます。特に身体的な要因の場合は、その問題を解決することである程度改善できますので、日ごろから子どもの健康状態も食事を通して観察してみましょう。次は過食の問題です。

◎過食

子どもがご飯をいっぱい食べてくれるのはいいのですが、それも限度を越すと、逆に心配になることもあります。幼児期は食欲の調整が未熟ですので、ときには食べ過ぎることがあってもだいたい年少以降になると落ち着いてきます。しかし年少期を過ぎても、特定の発達特性を持つ子どもには過食傾向が見られることもあります。例えばＡＳＤ（自閉スペクトラム症）やＡＤＨＤ（注意欠如・多動症）は、満腹を感じにくい、食欲を抑えられないといった問題が見られることがあります。

ＡＳＤの特徴の一つに、感覚刺激に対する敏感さ、または鈍感さがあります。鈍感のほうであれば満腹を感じにくい可能性もあります。ＡＤＨＤの場合、その特徴の一つである衝動性から、好きなものを食べ過ぎてしまうこともあります。

また、プラダーウィリー症候群という染色体異常のある先天性疾患は、食欲中枢に障害が見られ、3～4歳頃から過食傾向が始まり、肥満となっていくため、幼少期からの厳格な食事療法が必要とされます。

中等度から重度の知的障害がある場合も過食傾向になることがあります。ある中等度の知的障害のある青年は、野外で行われたバーベキュー大会で焼きそばを異常なほど食べ続け、周囲の大人が止めると怒り出し、攻撃的にさえなりました。仕方なしに様子を見ていると、最後には気持ち悪くなって食べたものをすべて吐いてしまいました。そしてまた食べ続けました。満腹中枢がまだしっかりと発達していなかったのかもしれません。

もちろん、そのような発達特性がなくとも、大人でもストレス太りという言葉があるように、強いストレス下では過食に走ることもあります。「過食」と一言に言っても、子どもの年齢や発達特性、生活環境によって対処法も変わってきます。幼少期を過ぎ、過食の傾向が見られた場合は医療機関に相談してみてもいいかもしれません。

偏食と好き嫌い

偏食や好き嫌いも、子を持つ親にとっては悩みの一つです。まず偏食と好き嫌いの違いを考えてみます。

偏食とは一般的には、ある特定の食品を嫌って食べない、もしくはそればかり好んで食べることが極端な場合と言われています。好き嫌いとの違いは、程度の違いもありますが、好き嫌いの「好き」に関してはそこまで悩まないはずですので、「嫌い」ということが問題となってきます。好き嫌いの「嫌い」は成長とともに次第に減ってくることも多く、概して「わがままだ」と思われることもあります。

ところが偏食は「嫌い」は言うまでもありませんが、「好き」も極端過ぎてそればかり食べ過ぎてしまうという困った状態もあります。嫌いなものでも、身体を作る上で必要な栄養はやはり食べる必要がある一方で、好き過ぎて特定の栄養ばかり摂り過ぎると、身体にはよくありませんので「偏食」は健康によくないと心配される保護者の方もいらっしゃいます。

ではこれらにどう対応していくとよいでしょうか。

まずは「好き嫌い」について考えてみましょう。そもそも、食べ物の味というのは舌にある「味蕾（みらい）」という器官で感じるのですが、この器官は子どもの頃ほど敏感で、成長するにつれて鈍くなっていくと言われています。そのため、子どもの舌は苦味や酸味などのネガティブに捉えやすい味覚を大人よりもかなり強く感じているのです。ある程度の好き嫌いというのは、感覚の鋭さが一つの要因となって作られる、とも言えるわけです。

何を好きか嫌いかは子どもにもよります。例えば人参を食べないだけで、好き嫌いがあるとは言えないでしょう。子どもが人参のサラダを食べられなくても、カレーに入った人参なら食べられるというケースもあります。その場合「人参は食べなくていいよ」と安易に人参を取り除いてしまうのは好ましくはないでしょう。美味しいと感じるものだけを毎日食べさせていいとなると、その後の子どもの健康に悪影響を及ぼしかねません。例えば加工食品や菓子類は美味しく感じるように作られており、そこには多くの糖分や脂肪分、塩分が多く含まれていることもあるからです。ですので、好き嫌いを子どものうちに少しでも減らすということは子どもの健康にとっては理にかなっているのです。子どものうちから美味しくないもの（＝嫌いなもの）も食べさせる必要があるのは病気へのリスク回避でもあります。

ただ、子どもは嫌いな食べ物をなかなか食べてくれません。そこで美味しくなくて嫌いなものでも身体にいいものであれば、大人が「美味しい」と自ら食べて教えてあげるとよいでしょう。こういった好き嫌いを減らすには親や兄弟が「美味しい」と言って見本を見せてあげるなど、ある程度の工夫と忍耐が要ります。一番好ましいのは身体にいいものが好きで、身体に悪いものが嫌いとなってくれることです。

次は偏食についてですが、その背景には大きく2つの要因が考えられます。

一つは身体面の問題です。口腔内の咀嚼機能や嚥下機能が未発達であったり、手先が不器用で箸やフォーク、スプーンなどがうまく使えなかったりすることがあります。そういった場合、どうしても口に入れやすく飲み込みやすい、子どもにとって食べやすいものしか選ばないようになるのです。

もう一つは、先に過食の項でも扱った感覚刺激に対する過敏さや鈍感さの問題です。過食は感覚刺激に対する鈍感さが一つの原因でしたが、過敏さは、ある特定の食品を嫌って食べない、という食行動につながる可能性があります。感覚過敏は病名ではありませんがＡＳＤの子どもの特徴の一つとして挙げられています。感覚と言っても先述の味覚・味蕾だけではありません。五感（視覚・聴覚・嗅覚・味覚・触覚）のすべてが偏食につながる可能性があります。ただ、味覚以外の五感がどう偏食につながるのか大人には想像しにくいため、仮想体験できる例を次にご紹介します。

視覚面では、子どもにはある食べ物がグロテスクに見えることもあります。いなごの佃煮は長野県の郷土料理ですが、大人でもやはり抵抗がある方も少なくないでしょう。しかし栄養価は高いのでそれを食べないと偏食だと言われると、子どものつらい気持ちも少しわかるはずです。食べ物以外でも、例えば食卓のそばに小動物の死骸が置いてあるといかがでしょう。それを見ながら食事などしにくいはずです。

聴覚面では、特定の咀嚼音が耐えられない、というケースが考えられます。これも大人からすれば想像し難いのですが、もし黒板に爪を立ててキーッと音を出されている中で「ご飯を食べなさい。食べられないと偏食です」と言われるといかがでしょうか。きっと耐え難いはずです。

嗅覚面では、極端な例かもしれませんが、大の用を足したトイレの中で「ご飯を食べられないと偏食です」と言われるケースを想像してみてください。

触覚面では、感覚過敏だと舌触りがまるで針のようで、舌を鋭く刺されるといった感覚があるようです。これは超激辛の食べ物を食べられないと偏食だと言われるのと同じ感覚かもしれません。

子どもにこれらのような感覚過敏がありますと、食べるのに苦痛を伴う食品を避け、そうでない食品ばかり食べるようになりますが、それが偏食として捉えられるわけです。大人は子どもがどうしても食べない食品があると、わがままだとか、好き嫌いをしてはダメだと指導しがちになりますが、みなさんも子どもの頃、どうしても生理的に受け付けない食べ物は何かしらあったと思います。

かく言う私も子どもの頃、牡蠣が大の苦手でした。母親からは栄養があるから食べなさいと言われましたが、そんなことは子どもには関係ありません。大振りの牡蠣の断面が緑色でグロテスクに見えてしまってからは、気持ち悪くてどうしても食べられませんでした。しかし食べ終わるまでテレビを見させてもらえず、目を閉じて飲み込みましたが途中で口の中での感触が異様に気持ち悪く、反射的に吐いた記憶があります。それを偏食と言われると辛いものがあります。

みなさんの中にも納豆が苦手な方がいらっしゃるかと思います。しかし「納豆が食べられないとわがままだ、偏食だ」と言われても納得できないでしょう。他で栄養が摂れるので無理に食べる必要はないのですから。しかし子どもは概して食事の内容を自分で選べない立場にあります。親にとって楽しい食卓も、感覚過敏を持つ子どもにとっては、不快な感覚を我慢しながら食べる苦痛な体験であるかもしれないのです。

偏食や好き嫌いの原因はさまざまです。生まれつきの特性もあり、本人の努力だけではなかなか食べられないこともあります。しかし学校などから「わがまま」「親のしつけ不足」と一方的に誤解されることもあり、そうなると、本人だけでなく家族も苦しむことがあります。ですので、この問題に遭遇したときは、まずその気持ちに理解や共感を示し、原因を探るところから始めてみるとよいでしょう。加熱したり、形を変えたり、味の濃いものと一緒に出したりと、調理工程を工夫してみることで解決可能なものなのかを一緒に考えるだけでも、食に対するストレス軽減につながるはずです。

孤食

　孤食の概念について説明するときに「同じ釜の飯を食う」ということわざがよく使われます。他者同士が一緒に生活し苦楽を共にするという意味で、仲間との信頼関係の深化につながるのですが、単に他者と同じものを食べることだけでそうはなりません。食卓という場で、食べるという共同の行為を通して、さまざまなコミュニケーションをはかっていく、それによって信頼関係が深まるというわけです。学校給食などにはそういった意義もあるのでしょう。

　ところが近年、子どもが一人で食事をとるといった孤食の問題が顕在化しています。ある生命保険会社がかつて行った調査（ライフネット生命保険、２０１３）〈※２〉では、高校生以下の子どもが朝食を一人でとることが多いといった割合が17・４％、夕食では３・２％と報告されています。また頻繁ではないものの、たまに孤食であると答えた割合を含めると、朝食の場合は55・５％、夕食の場合は32・４％になります。現在は核家族が主流ですので、子どもの孤食率が高くなるのも仕方ないところです。

ただ、孤食が増えることで、子どもの栄養摂取や食事マナー、コミュニケーション力といったものに多少なり影響を及ぼすのは明らかでしょう。子どもの心と身体の健康を作る時間に、親や他者の介入がないとすると、彼らの心身の健康は格段に制御が難しくなります。

いくら栄養を考えた食事を事前に用意していても、嫌いなものを進んで食べるとは想像しにくいですし、テレビやスマホを見ながらだとなおさら、食事への集中力も落ち、残す食材も増えると思われます。

孤食を減らすに越したことはないのですが、共働き家庭では子どもと一緒に食事をとりたくても難しいことも多々あるでしょう。そんな場合は、仕事のある日でも朝食は一緒にとったり、休みの日には食事作りを手伝ってもらったり一緒に食べる時間を増やしたりすることで、孤食の悪影響を少しでも減らすことができます。一緒に食べられるタイミングを見つけたら、子どもたちの栄養摂取や食事のマナーに

〈※2〉 https://www.lifenet-seimei.co.jp/shared/pdf/2013-5100.pdf

問題がなさそうか見てあげて、たくさん会話をすることでコミュニケーション力の礎を築いてあげましょう。

どうしても孤食が避けられない場合であっても、子どもにちょっとした声かけや手紙を残して、本当は一緒に食べたいのだといった気持ちを伝えるだけでも意味があるはずです。

欠食

これまで子どもが食事を適切に与えられることを前提として、それに絡む問題について見てきましたが、そもそも適切に食事が与えられない場合もあります。故意に食事自体を与えていない、与えていても適切と言えるものではない、与えたくても経済的な問題で満足に与えられないなど、子どもが必要な時期に必要な栄養が摂取できないといった問題です。背景にはネグレクトなどの虐待や、貧困などの問題があります。

◎虐待と食

２０２３年3月、大阪府で34歳の母親が9歳の娘に食事を与えずに低血糖症にさせ、入院させて保険金をだまし取ったとして傷害や詐欺罪で逮捕・起訴された事件がありました。警察によりますと、娘が、母親に「お菓子を食べてよいですか」「トマトを食べてよいですか」などとＳＮＳを通じて許可を求めたのに対して、母親は「やめとき」「吐いたら大変やで」と絶食を指示していたようです。その娘がある3日間に食べたのは学校の給食1回と梅の駄菓子3個のみで、駄菓子を食べたことを母親に叱られ殴られたとのことです。9歳という食べ盛りの子どもに対して、母親は脅迫的な言動を繰り返していたようです。

この事件は、食事をほとんど与えないというネグレクトにあたるケースですが、10年以上過去に遡りますと２０１０年7月に大阪市内で3歳と1歳の2児が餓死するという事件がありました。当時23歳だった母親が交際相手と会うために2児を自宅に50日間放置し餓死させたのです。飢餓の苦しみは想像を絶するものがあります。ドアには外からテープが何重にも貼られ、部屋から出られない状態にされ、エアコンのない猛暑の中、子どもたちは脱水状態となり、必死に食べ物を探した跡もあったそうです。
これらは極端な例かもしれません。多くの子どもたちにとっては「食事」は親の愛情をいっぱいに受けながら共に楽しみ、日々の幸せを分かち合うものでもあります。しかし虐待を受けている子どもたちにとっては「食事」は生死を分けるものでもあるのです。

ひとたび虐待を受けてしまうと、子どもたちにはさまざまな悪影響が見られます。身体面で言うと、仮に殴る・蹴るなどの暴力を加えられていなかったとしても、低身長、栄養発育障害といった症状が見られることは珍しくありません。十分な食べ物を与えられていないことに加え、適切な保護がなく育つことで、成長ホルモンの分泌が阻害されてしまうのです。精神面に関しては言うに及びませんが、暴力的になったり、友人とのトラブルや喧嘩が増えたり、非行に走るようになったり、といった行動変化が起こりやすくなると言われます。その中でも、小さい子どもに関しては過食や盗み食い、異食（食べ物ではないものや栄養価のないものを食べる行為）などの食行動の異変が高い頻度で見られるとされています〈※3〉。

食事は小さい子どもたちにとって、それだけ生活の大部分を占めるということの裏返しと言えるかもしれません。

◎貧困と食

子を持つ親にとっては「子どもにお腹いっぱい食べさせてあげられない」ことは、本来、自分が食べられないことよりもずっと辛いはずです。貧困家庭ではまさにそうした惨状が生じているのです。厚生労働省から2023年7月に公表された国民生活基礎調査によりますと、日本の子どもの相対的貧困率は11・5%、ひとり親世帯で見ると44・5%でした。子ども8・7人に1人、ひとり親の場合は子ども2人に1人が貧困状態にあることになります。

相対的貧困率とは、等価可処分所得（収入から税金や社会保険料を引いた手取り）の中央値未満の国民の割合を指します。年収で言いますとおおよそ127万以下に相当します。

〈※3〉 https://3keys.jp/issue/a04/

子どもにご飯を食べさせるために食事を抜く親もいるのは事実で、子どもはそんな親を見てどうしてご飯を食べないのか不思議に思っているようです。しかしそれでも子どもの栄養の確保は困難なのが現状です。朝食をとらない、カップラーメンを多く食べるなど、経済事情から食事回数が減ったり購入する食材が限られたりしますし、親の仕事の都合で孤食も多く、コンビニ弁当が増えるなど、栄養の偏りが生じ、成長に必要な栄養素が不足する可能性もあるのです。これに対してまだ十分な数とは言えませんが、２０００年代に始まった「フードバンク」や２０１２年に東京都で始まったとされる「こども食堂」といった取り組みは、子どもたちの食の未来に希望を与えてくれます。

明日の子どもの食事もままならないかもしれないと悩む保護者の方、またはそうした子ども、親御さんを目にした方には、行政や民間に頼ることのできるサービスが存在するということを、ぜひ思い出していただきたいと思います。

摂食障害

摂食障害は米国精神医学会が発刊する「精神疾患の診断・統計マニュアル（ＤＳＭ）」や世界保健機関（ＷＨＯ）が定めた「疾病及び関連保健問題の国際統計分類（ＩＣＤ）」に精神科疾患の一つとして分類されています。

摂食障害は大きく、食べないこと（神経性無食欲症）と、食べ過ぎる（神経性過食症）ことの2つに分けられます。ここでは食べないほうに焦点を当てます。神経性無食欲症はＢＭＩ（体重を身長の二乗で割った数字。約22が適正体重とされる）が17以下、もしくは年齢と身長から期待される体重の85％以下が目安です。女性が男性の約10倍と、圧倒的に女性に多い病気です。近年、思春期年齢の女子で発症する例が増えていると言われています。その症状が持続した場合、将来、妊娠したり、出産したりする際には、子どもに深刻な影響を与える可能性があります。15歳の日本人女子であれば平均身長の１５７㎝で、体重51㎏程度が適正と言われますので、摂食障害が懸念される体重は、おおよそ42㎏以下となります。

摂食障害の原因はいくつか考えられますが、その一つが親子関係です。その中には母親の食行動に関するものもあります。もし妊娠中の母親が摂食障害であれば、母体は栄養不足の状態です。ある論文（2014）〈※4〉によりますと、摂食障害の母親から生まれた子どもは、発達の遅れや大病、排泄の問題、精神的な問題、被虐待経験が有意に高かったと報告されています。

また、子どもは母親の行動を模倣しますので、母親の食行動も模倣する可能性があります。ある女優は雑誌のインタビューで、体型の維持について悩んでいた15歳のときに母親から、「吐けば太らないから、吐けばいい」と言われたのをきっかけに摂食障害に陥ったと語っています。母親も過食嘔吐を伴う摂食障害でスリムな体型だったそうです。

これは摂食障害とは異なりますが、第二次世界大戦中にナチスドイツに支配されていたオランダでは、深刻な食糧不足となり「オランダの飢餓」とも言われました。現在もその影響が追跡調査されていて、そのとき母親が飢餓状態で生まれた子どもは、成人になると肥満や糖尿病、統合失調症などを発病する率が高まっていることが報告されています。母体の受けた身体的・精神的な影響が子どもの身体や心の健康状態にも影響を及ぼすのです。

ただこれらを逆手にとれば、つまり母親の食習慣や摂食障害への支援をすることで子どもへの悪影響を最小限に抑えることができると言えるかもしれません。Monteleoneほかの研究（２０２２）〈※5〉は、摂食障害のある母親が適切なサポートを受け、病状の管理や回復に向けた取り組みを行っている場合、子どもにもポジティブな影響があると報告しています。このことは、母親が健康的な食習慣を持つことで、子どもがいいモデルとして模倣することを示しています。

ただ母親の食行動に大きな問題がなくとも、ＳＮＳや学校の同級生から浴びせられた一言など、家庭外の影響を受け摂食障害につながることもあります。「モデル体重」や「シンデレラ体重」といった言葉がありますが、それらの言葉が示すＢＭＩはだいたい17～18とされています。神経性無食欲症のＢＭＩは17以下が目安ですの

〈※4〉 https://www.jstage.jst.go.jp/article/jjpm/54/4/54_KJ00009296713/_pdf
〈※5〉 https://pubmed.ncbi.nlm.nih.gov/36084848/

で、ここで示されるモデルの例の多くは摂食障害に近いレベルと言えるでしょう。そんなモデル体型の女性を思春期の女の子たちは羨望し、自分は太っていると錯覚して摂食障害に至ってしまう可能性もあります。

飲食店テロに見る子どもの食体験とSNSの影響

視野を飲食店にまで広げれば、最近では、某回転寿司チェーン店で、醤油さしを舐めたり寿司に唾液をつけたりした未成年の少年たちが逮捕され送検された事件がありました。これも食に絡んだ子どもの問題の一つと言えます。

これまで飲食店におけるトラブルといえば、無銭飲食や反社会的組織によるみかじめ料の問題、客や店主の粗暴行為、食材の産地偽装、食材偽装、消費期限偽装、食中毒などが知られてきました。しかし近年、スマホの普及から、客が迷惑行為を行い、その様子を自身や周囲の人間が動画や写真を撮ってSNSに投稿するといった「飲食店テロ」と呼ばれる行為も加わったと言えます。

先の事件に関わった少年たちは「回転寿司店で面白いことをしたいと考えた」らしいですが、こういった逮捕されるケースまで至らなくとも、みなさんもＳＮＳが絡んだ飲食店での迷惑行為を身近に感じることがあるのではないでしょうか。

おしゃれな飲食店に行き、豪華な食事を目の前にすると、ついスマホで写真を撮りたくなってしまうかもしれません。大切な食事を思い出に残しておきたい、この感動を誰かに伝えたいといった気持ち自体は自然な感情だと思います。私の高齢の母でさえも、外食では食べる前に写真を撮りたがります。

しかし、写真を撮ることに夢中になり肝心の料理が冷めてしまった、味に集中できなかった、見映えを重視し過ぎて量を頼み過ぎた、などの理由でいわゆる「映える」写真だけを撮って、料理そのものを食べなかったり、ほとんど残してしまったりすることになると、それだけで飲食店への迷惑行為にもなりかねません。

その根底には、「お金さえ払えばたとえ食べ物を粗末にしても文句はないだろう」という考えさえ、透けて見えてしまいます。「食べたくても食べられない人たちがいる」という言葉は、おそらく誰もが子どもの頃から何度も聞かされていて、「何をいまさら」と思われる方も多いかと思いますが、欠食で苦しんでいる子どもの姿を思い浮かべますと、その真の意味を理解して子どもたちに教えつつ、食を心から楽しんでもらうことは本当に難しいことだと考えます。

「見た目が9割」という言説は食も例外ではなく、飲食店以外の日常の食事でもこうした考えが浸透しつつあります。例えばキャラ弁です。子どもに少しでも喜んでほしいという親の思いもありますし、手間がかかるので親の愛情がぎっしりと詰まった弁当のようにも見えます。

しかし、見た目を重視し過ぎるあまり食品添加物の多い色鮮やかな食材を選んだり、使える食材が制限されたりして、栄養が偏る可能性もあります。また元の食材の形が消え、子どもがいったい何を食べているかわからなくなること、細かい手作業をし過ぎると細菌が繁殖し食中毒のリスクが上がることもあり、子どもへの食育面からは必ずしも好ましいとは言えないでしょう。

もしキャラ弁制作の主目的がＳＮＳへの投稿であれば、飲食店での迷惑行為をそのまま家庭に持ち込むことにもなり、子どもの食環境に望ましくはないものと言えます。

ＳＮＳは長い人類史においてほんの最近出現したものですが、すでに幅広い分野にさまざまな影響を及ぼしています。食の領域も例外ではなく、ここで扱った飲食店へのテロ行為もＳＮＳがなければ起きていなかったかもしれません。すでに本来の食の意義や楽しみから逸脱し、食への冒涜行為にもなっているのです。

Chapter 2

子どもにとっての食事の意義

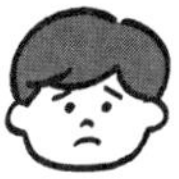

一食の重み

もし小学生が一食でも抜かして学校に来たら…？

「今日は、朝食を食べずに出勤した」という大人の話はよく聞きます。それを聞いても「食べる時間がなかったんだな」というくらいで、何も特別なことはありません。それほど現代の大人の生活の中ではよくある話だからです。

しかしこれが子どもであれば、事情は異なります。

小学生の子どもが朝食を抜くとはどのようなことでしょうか。

私が小学二年生だったときのことです。クラスメイトの女の子Aちゃんは、ある朝、とても顔色が悪くしんどそうにしていました。授業の途中でも気分が悪くなり、トイレで吐いたようでした。後になって担任の先生は「Aちゃんは今日朝ご飯を食べずに登校して、とてもしんどいのです」と話していました。私はそのとき、子ども心に「朝食を食べていないなんて恐ろしい」と感じたことをいまだに記憶しています。真相は不明ですが、さらに先生は続けて「みなさんが一食抜くことは、大人が三日間絶食するくらい辛いのよ」と言っていました。それだけ小さい子どもの身体にとっては、「一食」はなくてはならないものなのです。

最近では、約15％もの小学生が朝食をしっかり食べずに登校しているという実態があります（子供・若者白書２０２２）。これは30人いるクラスであれば5人前後がしっかりと食べずに登校していることになります。

大人はすでに身体発達を終えていますので、それをもって身体を維持すればいいのですが、子どもは今日の一食が成長と発育に直結しています。特に、幼児や低学年の子どもは、生きていくためにエネルギー、タンパク質、炭水化物、脂質、ビタミン、ミネラルなどの多くの栄養素が毎日不可欠です。幼い子どもは身体が小さいゆえに蓄えが少なく、食事をとらないことが数回続けば、それだけで生命への危機さえもあるのです。例えば子どもが食事を抜くことで次のような状態が起こり得ます。

◎**低血糖（Hypoglycemia）**

食事を抜くことによって、血糖値が急激に下がってしまう低血糖を起こす可能性があります。低血糖になると、集中力の低下、頭痛、イライラ、ふらつき、倦怠感などの症状が現れます。特に幼児や低学年の子どもは、血糖値の急激な変化に対する耐性が低く、注意力が散漫になり、場合によっては脳にダメージを受けてしまうこともあります。

◎**ケトン中毒（Ketosis）**

長時間食事を抜くと、身体はエネルギー源として脂肪を使い、ケトン体と呼ばれる代謝物質を生成します。ケトン体は脳にエネルギーを供給できますが、高濃度のケトン体が体内に蓄積すると、ケトン中毒のリスクが生じます。これは極端なダイエットや断食にも関連していると言われています。症状としては、吐き気、脱水症状、意識障害が見られます。

今考えると先に示した同級生のAちゃんもこのケースだったかもしれません。

◎成長への影響

子どもの成長には十分な栄養が不可欠です。特に幼児と低学年の子どもは、身体と脳の発達が急速で、栄養不足により悪影響を受ける可能性があります。タンパク質、ビタミン、ミネラルなどの栄養素が欠乏すると、骨や免疫系の機能が低下する可能性もあります。そのため頻繁に骨折したり、風邪をひきやすい身体になったりすることも考えられます。

◎心や学習への影響

食事を抜くことは、子どもの行動と注意力にも影響を及ぼします。前述のように低血糖や栄養不足は子どもの感情や行動に影響を与えます。お腹がすいてイライラすることは誰しもあることです。もっとも空腹感のある子どもはそれが顕著になります。これでは落ち着いて勉強ができる状態ではありません。学力の低下にもつながりますし、イライラにより、人とのコミュニケーションさえも難しくなります。

大人との相違点として、子どもには成長期があり、小さければ小さいほど一食が生命に直結していることが挙げられます。子どもの一食は、「たかが一食」ではありません。朝に「食べたがらない子」にも、なんとかして食事を与える努力が必要です。「この子は、朝は寝てばっかりで、食べたがらないのです」と、大人は簡単に諦めてはいけないこと、そしてどのような食事なら、子どもが少しでも口にすることができるか、大切な朝の「一食」を満たしてあげられるかも考える必要があるでしょう。

貧しい国では子どもは必死に食べる

かつてテレビ番組で、貧しい国の子どもたちがカメラの前にもかかわらず、一心不乱に目の前にあるお皿にのった食べ物を食べているのを見ました。「他の子にとられないように」とその形相は必死でした。それは普段目にする楽しい食事風景とはかけ離れたものであり、その迫力ある形相が脳裏に焼き付いています。その子どもたちにとって目の前の食事は、絶対に奪われてはならない生命そのものであり、食べることは生命をかけた戦いなのです。

このような子どもの飢餓について世界に目を向けると、1億4900万人もの子どもが慢性栄養不良という事実があるとのことです。(https://www.unicef.or.jp/special/19win/) 紛争下にある国や地域に住む子どもたちはまさに食べることを日々脅かされているという状況にあります。「戦時中は日本でも十分に食べることができなかったのよ」という言葉をその時代を生きた人たちの口から聞くのは、私たちの世代が最後かもしれません。しかし今、世界のどこかで飢餓状態にある子どもたちにとっての一食の重みは忘れてはならないでしょう。

少しでも大きなものを選ぶ

子どもの頃に読んだ本の中で、食に関して印象に残っている物語があります。それは何でも大きいものを選ぶという子どもの話でした。その子の母親はその悪い癖を直そうとして、ある親戚の家で食事に招待された機会を利用して、一番大きい食べ物に仕掛けをしてもらいます。一番大きなケーキには塩を入れて不味くしておく、などだったと思います。そして、その子は何でも大きいものを選び、酷い目に遭います。その後は、大きいものを選ぶのを止めたという結末でした。これは子どもへの戒めの話なのですが、今考えてみますと、それだけ子どもは食に対する思いが強いということの裏返しなのです。少しでも大きい食べ物を選びたいというのは、子どもの必死な本能でもあります。

これは、かの有名なマシュマロテストでも同じことが言えます。マシュマロテストとは、およそ50年前にアメリカで行われた幼児を対象にした心理実験で、4歳半程度の子どもを対象に、目の前にマシュマロを置き、誘惑に負けずに食べるのを15分間我慢できれば、より多くのマシュマロがもらえるというものです。このテスト結果に関して、我慢できた子、できなかった子が将来どうなったかなどいくつかの報告がなされていますが、ここで申し上げたいのは、その結果がどうであれ、この実験が子どもにとって、目の前に置かれた食べ物を食べないで我慢するのはとても苦痛なのだという大前提のもと行われていることです。

大人でも飢餓状態であれば、同じような状態になると想像できるかもしれません。つまり子どもの食に対する切迫感は大人の飢餓状態に近いとも想像ができます。

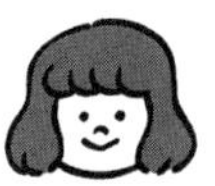

発達と食

最初は母乳、最後は点滴

ここからは子どもの発達・成長という視点で、食について考えていきます。赤ちゃんは、通常は生まれるとお母さんに抱っこされ、初めての乳を口にします。それが人としての食事の始まりです。誰にとっても初めて「食」を口にする神聖な瞬間です。そして多くの場合、人生最期の瞬間は自力で食事ができなくなり、病院で点滴を受けながら亡くなっていきます。私の父は80代になると入れ歯で生活していましたが、日常は咀嚼に苦労しながらも自分の口で、しっかり噛んで食べようとしていました。「こんなに歯が大事だとは…」という父の言葉は、私も歳をとるにつれてますます実感しています。父は食事が点滴になる瞬間まで何とか自分の口で食べていました。自分の口で食べることの幸せは、生まれた瞬間から死ぬ瞬間まで続きます。口で「食べようとする」ことは、「生きたい」という意思と直結しているのです。

おっぱいの時期

母親が赤ちゃんに乳首を含ませようとすると首をふる、反り返って怒ったように泣き出す。赤ちゃんとおっぱい（乳房）との出会いは簡単ではなさそうです。あるときは乳房を拒んでいるようにも見えます。考えてみますと、おっぱいは、赤ちゃんにとっては生まれてきて外の世界とつながろうとする最初の探索行動であり、チャレンジングな行動です。何度か練習をする中で、母乳、あるいはミルクを口を通してぐいぐいと摂取していきます。それが直接的に子どもの成長につながりますので、赤ちゃんの体重変化に親は一喜一憂します。

1か月健診で、「無事育っていた」と子どもの成長にほっとすることでしょう。しっかり母乳やミルクが飲めるか否か、それが子どもの「生命」と直結していると思うと、母親たちは必死です。「乳児を育てているときは、自分はおっぱいマシーンかと思うくらい、母乳のことしか考えられなかった」と言う母親たちも少なくないそうです。

授乳期・離乳期では、安心と安らぎの中で母乳やミルクを飲み、離乳食を食べる経験を通して、その後一生続く、食べるという営みの基礎を作ります。特に授乳期には、目と目を合わせ優しい声かけと温もりの中で母乳やミルクをゆっくりと与えることで、赤ちゃんの心の安定がもたらされ、食欲が育まれていきます。

自分で食べ始める

離乳期には、離乳食を通して、少しずつ新しい食べ物に触れ、咀嚼と嚥下を体験していきます。美味しく食べた満足感を大切な大人に「美味しいね」と共感してもらうことで、食べる意欲が育まれていきます。そのときの大人の、声や表情を赤ちゃんはしっかり見ています。「食べることは、すてきなことなんだ」という実感は、横にいる大人の存在と共に自分の「快」の感覚と結びついていくのです。

離乳期の後半になると、自分で食べたいという意欲が芽生え、手づかみで食べ始めます。いろいろな食べ物を目で確かめて、つかんで、口に入れて味わう体験を通して、自分で食べたいという気持ちが膨らみます。

こうして活動範囲が少しずつ広がり、好奇心も強くなっていきます。大人や他の人が食べているものへの興味や関心が出てきます。大人が美味しそうに食べているみかんに思わず手が出て口にして「すっぱい！　自分が欲しかったものと違う」などと気づくこともあるでしょう。このように五感でしっかり味わうことを重ねていくのです。この時期の食欲を大切にしながら、子どもは、さまざまな食体験を重ねていきます。

食べることと遊ぶこと

幼児期には、寝ること、食べること、遊ぶこと、といった活動にメリハリが出てくるので、生涯を通じての食事リズムの基礎を作る重要な時期になります。しっかり遊ぶということが実はしっかり食べるという行為にもつながっていきます。

「お腹がすいた」感覚を持つには、十分に遊び、食事を規則的にとることのできる生活環境が必要です。保育園や幼稚園に行き始めると、この感覚を子ども自身がつかめるようになります。そして、親が作っているものへの関心が湧きます。他にも、「いちご狩り」「芋掘り」などの収穫に関わるなど、さまざまな食べ物に子ども自身が直接、触れたり見たりする体験を通して、食べたいもの、好きなものが増えていく時期です。

（Aちゃんの例）

Aちゃんは保育園で読んでもらった絵本『しろくまちゃんのホットケーキ』（わかやまけん、こぐま社）のホットケーキが食べたくてたまりません。ホットケーキの焼ける様子を何度も読んでもらいます。そして、お母さんとホットケーキを作りたいと思うようになります。「ママ、これとおんなじの作ろう」と母親に頼みます。そして、念願のホットケーキ作りを体験していくのです。Aちゃんにとってはそのホットケーキは特別なホットケーキです。絵本と同様、「ピチピチピチ」とホットケーキが焼ける音はもはや、忘れられない音です。

料理作りには、味、色、香り、音など、子どもの好奇心を刺激する発見や驚きがたくさんあります。

ある子どもが5歳のとき、保育園で芋掘りに行ったそうです。その日は自分で〝収穫〟したサツマイモを何本かうれしそうに持って帰りました。あまりにうれしそうだったので、その日の夕食に父親がそのサツマイモを薄く切り、フライパンにバターを落として、こんがり焼きました。それを夕食のメインにしたのです。シンプルに焼いただけですが、父親にとってうれしいことに、後になっても、「お父さんの作ってくれたあのサツマイモ、本当に美味しかった」とサツマイモの季節になると言ってくれるそうです。父親が作った料理の中で、一番美味しかったそうです。「自分の収穫したサツマイモ」を「父が料理してくれた」という体験として、刻印されているのかもしれません。幼児期でも食べ物についての記憶は鮮明なのだと感じます。

また、この時期には食べ慣れないものや嫌いなものも出てきます。食べる量もその日の活動量によって大きな違いが出てくる頃です。それが大人には「気まま」に見えることもあります。十分に活動したり、遊んだりしていない日にはそこまで食べる必要がないこともあります。食事を用意する前に、子どものその日の行動を振り返ることで、ちょうどよい量がわかるようになります。

味覚の変化

ところで子どもの味覚は成長とともに変化し、多様化していきます。例えば、子どもの頃苦くて食べられなかったゴーヤが、大人になると美味しいと感じるようになった、というような味覚の変化は誰しも経験があると思います。このように子どもに好き嫌いがあるのは、本能的に酸味や苦味を危険と捉える機能が備わっているからだそうです。味覚には、「甘味」「旨味」「塩味」「苦味」「酸味」の5つの基本味が存在し、それぞれ人の生存と関連した役割があります。ちなみに「辛み」や「渋み」は刺激やしびれとして感じ取る感覚のため、五味には含まれないと言われています。

五味の役割は次のようになります。あくまで舌を通した身体へのシグナルですので、実際の食材の役割とは異なることもあります。

- **甘味**…エネルギー源です。ご飯やパン、麺類などに多く含まれています。
- **旨味**…タンパク質になります。ささみや牛肉に多く含まれます。身体を作ります。
- **塩味**…ミネラル（塩）。体内で作ることができないため、外部からの摂取が必須の栄養素です。

●**苦味**…毒物を見分けるサインとして発達した味覚と言われています。実際は毒がないものでも、ピーマンやゴーヤなどが苦味を持っています。

●**酸味**…腐敗を察知できるように発達した味覚と言われています。その食材の新鮮さの尺度となります。

舌の表面にある味蕾という器官は、これらの五味をつぶさに感じ取ります。味蕾の数は子どもの頃が最も多く、年齢とともに徐々に減少していくと言われています。Chapter 1でも触れたように、子どもの多少の好き嫌いはむしろ、この味覚が発達しているがゆえの自然現象と言えるのです。

味蕾の減少と並行して、子どもの味覚は離乳期から幼児期にさまざまな食体験を通して形成されていくものでもあります。

味覚は、生物学的な変化、環境や経験による変化に影響されると考えられています。生物学的な変化とは、成長過程における味覚の発達、口の唾液成分や解剖学的構造などが挙げられます。多くの子どもは甘いものが好き、一方でピーマンなどの苦い食べ物が苦手ですが、それは、生物学的に子どもの味覚は未完成であり、甘い味を好み、苦い味を避ける傾向があるからです。Petty（２０２０）〈※6〉も「大人と比較し、子どもや青少年は甘味に対する感度が低い。そのため、砂糖の味を感知するには、より濃度の高い甘みが必要である」と述べています。

成長するにつれ、酸味や塩味も受け入れるようになりますが、苦味に関しては引き続き好まれない傾向があります。日本成人病予防協会〈※7〉によると、苦みは毒を示す味として本能的に認識されており、その感度は甘味や塩味と比較し数千倍と言われています。子どもは大人以上に敏感であることから、子どもがピーマンを嫌う理由も納得できます。苦いものやすっぱいものが苦手であるのは、ある意味、身体の防衛反応でもあります。すっぱいものが腐っていることもあり得るからです。

一方、味覚や好みの変化は食文化や環境にも大きく影響されると考えられます。

〈※6〉 https://www.news-medical.net/news/20200803/Sweet-taste-perception-changes-from-childhood-to-adulthood.aspx
〈※7〉 https://www.japa.org/tips/kkj_1105/

日本国内で考えてみても、関東と関西ではうどんやそばの出汁も異なりますし、塩辛さの好みも北の地域と南の地域では異なります。そもそも地域によって収穫できる食材が違うのですから、自ずと日常的に食べる食材も変わってきます。それによって味覚や好みも変わってくるのです。納豆は今でこそ全国的に食べられるようになりましたが、それでもまだ、地域によって好まれ方は大きく異なります。

こだわりやマイルールの出現

成長が進むにつれ、食に対する〝こだわり〟や〝マイルール〟も生じてきます。食事は毎日朝昼晩の3回食べることが一般的とされているので、それぞれの生育環境に伴ったこだわりやルールが食に表れるのは当然と言えるでしょう。みなさんもこれだけは譲れないといったものが一つはあるのではないかと思います。ここでは、私が聞いた食のこだわりやマイルールをご紹介します。

◎好きなものは最初に食べる／最後に食べる

誰しも一度はこれを話題にしたことがあると思います。最初に食べる派としては、「お腹がいっぱいになる前にまずは好きなものを美味しく食べたい」という意見があります。最後に食べる派としては、「最後は好きなもので終わらせたい」「最後まで楽しみをとっておきたい」というこだわりがあります。

◎食べ物を混ぜる／混ぜない

カレーを混ぜるか混ぜないかという論争も昔からあります。もっともマナー面から、日本では混ぜない派が多数ですが、混ぜる派の意見としては、「最初から混ぜておくことで、ご飯とルーのどちらかが余ってしまうことがなくなる」「全体が均一に混ざるため、美味しいから」といった理由が聞かれました。ちなみに私の父は、生前、カレーはご飯と生卵を混ぜて食べていましたが、いつの頃からか混ぜなくなりました。マイルールは年齢によっても変わるものでしょう。

◎食べる順番は野菜から

このマイルールは世代を問わず実践している人が多いのではないでしょうか。私もこれはマイルールとして普段から取り入れている食べ方です。特に健康状態が気になり始めた頃から、野菜から食べることで、急激に血糖値が上がる血糖値スパイクを防ぐことができるとのことで、普段からこのルールを意識しています。

◎家族や友人でシェアする／シェアしない

ある人が友人と3人でイタリアンのお店に行き、ピザやパスタを注文したときのことです。一緒に行った友人Aさんは「3人でシェアして、いろんな味を楽しみたい」と言うと、友人Bさんの顔が少し曇りました。理由を聞くと「自分が選んで注文したものは、自分でしっかり味わいたい。今日はこのパスタだけを味わいたい」ということだったのです。確かに人それぞれの食事の楽しみ方があり、価値観は多様だと感じます。

◎買った惣菜をプラスチックトレーから皿に移す／そのまま食べる

最近では惣菜のトレー自体がおしゃれなものが多く、手間を省くためにもお皿に移さずそのまま食卓に出すという人もいれば、移し替えたほうが美味しく見えるため、お皿に盛りつける人もいます。ある友人は、たとえ少量の惣菜であっても、必ずお皿に移し替えて盛りつけるようにしているそうです。洗い物が増えることよりも、食事の見た目を大切にしていると言えるでしょう。

◎食べるときに音を立てない

基本的にくちゃくちゃと音を立てる食べ方は、世界的に見てもマナー違反とされていますが、日本においてラーメンやそばなどの麺類については、ずずっと音を立てることはマナー違反とされていません。それでも、音を立てて食べないというマイルールを持つ人はいます。不快になる音は人それぞれ違いますし、これは状況によって変わることもあります。例えば、海外でラーメンを食べる場合は、日本と異なり、麺をすする音も咀嚼音と同様にマナー違反で不快な音とされる場合が多いようです。

一例でしたが、食事におけるこだわりやマイルールはさまざまなものがあり、中には自身のこだわりやマイルールが他の人にとっては真逆の場合もあり得ることを再認識できたのではないでしょうか。ここで挙げたものは比較的メジャーなものですが、他にもまだみなさんが聞いたことのないこだわりやマイルールがあるでしょう。その場合に「それは適切でない」「下品だ」「食事の美味しさを失わせている」「食への冒涜だ」など思うこともあるかもしれませんが、食事に対するこだわりやマイルールはその人が子どもの頃からの育ってきた家庭環境、地域、文化的背景、宗教などさまざまな要因が絡んでおり、単に「マナー違反」と一括りにはできないものでもあります。

ただ成長とともに培ってきたこだわりやマイルールが、ひょっとして相手を不快にさせているものではないかと、ふと立ち止まって考えてみることも、食事の時間をより豊かにするために重要なことと言えるでしょう。それは、成長がさらに進むにつれ、人との関わりや生活体験を通して食事の意味の中に栄養摂取以外の新たな要素が加わり、いっそう深みを増すからです。

食と人との関わりの変化

思春期になると仲間との外食の機会が増えていきます。部活帰りや、休日に友だちと遊びに行くときには、お小遣いの範囲内でハンバーガー店やラーメン店に行くこともあるかもしれません。そのときには、一緒に仲間と過ごす場としての「飲食店」があります。家族以外の人との外食の始まりです。帰り道に「肉まん」を買って一緒に食べるのも、共に食べる体験です。

青年期になると、デートの機会も出てくるでしょう。デートに食事はつきものです。また友だちと会うときも「どこかに食べに行こう」「飲みに行こう」と、飲食が不可欠です。互いに行きたいと思えるお店を見つける行為も、その背景には相手の好みや関心をリサーチするといった行動があり、間接的に、相手を知ることにつながります。食を通じて他者との関係性をさまざまな角度から深めていくというわけです。

節目節目で「食」はその役割を果たします。歓送迎会、誕生日の祝い、正月、クリスマス、結婚記念日、法事など、このように何らかのイベントには食事の場面がセットでついています。特にお祝いには欠かせません。食事は人がつながりを確認し合う潤滑油となります。「美味しい」記憶は、その人との体験と結びついて残るのです。

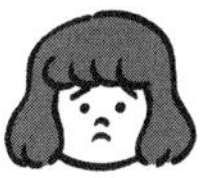

もし子どもが適切な食事を与えられないとしたら

子どもは食べ物、食べる時間、環境を選べない

　ここからは、子どもにとって危機となり得る食環境について考えていくことで、改めて食の意義を考えていきたいと思います。

　赤ちゃんは生まれた瞬間から親や大人から与えられるものがすべてであり、何のフィルターも通さず、身体に吸収されます。母乳やミルクはその最たるもので、その後の離乳食や食事も無条件に受け取ります。それが善なるものとして受け取っているのです。赤ちゃんにとってその食べ物が身体によいものかどうかはわかりません。幼児期以降でもその状況は同じです。大人を信じて出されるものを食べるという冒険を毎日毎食行っています。当然、安心や安全が感じられないとそのような冒険はできません。大人は自分の体調やお腹の調子、気分に応じてその時々で食べるものを選べますが、それが子どもはできないのです。

加えて、子どもたちは食べる環境も選ぶことができません。目の前の子どもたちは心地よい環境で食事ができているのか、考えてみてください。もし、毎日の夕食のときにテレビニュースをつけていて、殺人事件や紛争の場面など、残酷な映像が流れていたら、それは子どもたちにとって心地よい食環境とは言えないでしょう。食事のシーンが「いい思い出」として思い出されることが減るでしょうし、そのような場面では交感神経が活発に働きます。交感神経が優位になると腸の蠕動《ぜんどう》運動は停滞しますので消化にもよくありません。大人がよかれと思って見ていたニュースであっても、子どもには心身ともにダメージを負っている可能性があるのです。

交感神経が優位になる場面は他にもあります。食卓のテーブルで、いつも父が母に対して怒ったり、二人が喧嘩をしたりしている場面を見ながら食べている。食事中子どもが好きなテレビアニメをつけているが、なかなか食べてくれず、それに対して親が叱責しながら食べさせる。親が忙しいため子どもだけで食べさせておく。親がなかなか帰宅せず、子どもがお腹をすかせてイライラと不安が募り、お菓子ばかりを食べている。これらの状況ではいくら食べても適切に消化できないだろうということは想像に難くないです。

これらの環境を作っているのは、大人の私たちです。子どもは食べるものも、食べる環境も選べない。その大前提に立ち返り、改めて、子どもの「食事の場面」に対してこれまで軽視していたことがないか省みてみましょう。食べるものを与えるのも親、食べさせる環境を作っているのも親なのです。

夏休みは危機

子どもの夏休みは、食事という切り口から見て、しばしば「危機」とされることがあります。なぜ危機とされるのでしょうか。

夏休みは通常、子どもたちにとって楽しい時間であり、学業から解放されて自由な時間を楽しむ機会です。一方で、その夏休みに一番深刻な問題も潜んでいます。

それが食事に関する問題です。夏休み中の子どもたちの食事には、次のような課題が存在します。

学校が休みに入ることで、学校給食が提供されなくなります。家庭での食事が主となる状況で、経済的な課題を抱える家庭では、栄養バランスのとれた食事の提供が難しくなることがあります。特に、生活困窮世帯や仕事で忙しい親は、子どもの食事に意識が向きにくい場合があり、栄養不足やバランスの偏りが懸念されます。食事そのものが準備されていないという家庭があることも耳にします。これにより、給食を頼りにしていた子どもたちにとって一食分の栄養の確保が困難になるのです。朝食も食べずに登校し、夕食もインスタント食品などで済ませることを余儀なくされる子どもにとっては、学校の給食はまさに一日の栄養源になっているのです。

また夏休み中、日中に仕事がある親の子どもたちは自宅で一人で過ごすことが増え、昼食にもインスタント食品やジャンクフードをとる機会が増えます。また、学童保育や児童館に子どもを預ける親はお弁当を作らねばなりません。小さい子どもを持つ働く親にとって、朝の忙しい時間にお弁当を作るのはかなりの労力になります。

ある母親はどうしてもお弁当を作る時間がないために、子どもにお金を渡してコンビニでパンやおにぎりを買ってもらうようにしていると話します。もちろん、バランスのよいお弁当を作ってあげることが親自身もベストだとわかってはいるはずですが、とにかく時間がないのです。子どもは親から昼食代を渡され、好きな菓子パンだけを買っている場合もあります。これにより必要な栄養が確保されなかったり、肥満や健康問題が悪化する可能性があったりします。

子どもにとっての学校給食の意義についてはChapter3でも詳説します。

中学校の恐怖のお昼の時間

ある相談機関の方から、中学1年生のF君の話を聞いたことがあります。F君は毎日、中学校の昼食の時間が嫌だったそうです。「なぜ中学から給食がなくなるんだ！」と苦痛に感じていました。昼食の時間は誰とも視線を合わせず、弁当のふたで中身を隠しながら、ささっとご飯を流し込んで食べていたそうです。

彼の母親は、いつも朝は遅くまで寝ていて、お弁当を作るのは彼自身です。お弁当と言っても入れるものは何もなく、昨晩のコンビニ弁当についていた漬物や残りものを自分で炊いたご飯の上にのせるくらいです。誰かにそのお弁当を見られることは彼にとって恥でした。担任の先生がそれに気づいてくれて、自分の弁当のおかずの一品をサランラップに包んで、そっとみんなにわからないように渡してくれたことも何度かあったそうです。あの時間が1日で一番苦痛だったと、虐待疑いで保護された後に語ったそうです。彼は身体的虐待を受けていましたが、実はそれよりも深刻なのは日常的なネグレクトでした。

こうした食事の話を相談機関の職員に語るとき、彼はどんな気持ちだったでしょうか。育ち盛りの子どもが日々、食べることに苦しんでいるという現状があるのです。担任の個人的な努力では解決できない社会問題としての子どもの食事の課題を感じるエピソードです。

私も中学生のときには学校給食がなく、母が作ってくれたお弁当を持参していたのですが、その頃の記憶として、ある女の子が毎日持ってくるお弁当のおかずがごくわずかで貧相なものに見え、子ども心に「親から愛されていないのだろうか」と漠然と感じていたことを覚えています。当時の私は「十分な弁当を作ってもらえない」＝「大事にされていない」という感覚を持っていたのだと思います。

食事を与えられないということは、生きていくための栄養を確保できないと同時に、その子にとっては必要な食べ物を準備してもらえない、すなわち価値ある存在として扱われていないという認識に至りかねず、それは自分自身の存在価値にも影響するでしょう。

F君のケースは、すべてが母親のせいではありません。母親は精神疾患を持ち、父親は家を出たきり帰ってきていなかったと聞きました。F君の母親は他に頼れる親戚もなく、母親自身が子どもに頼るしかない状況でした。まさにF君は社会的養護下にあるべき子どもであったと言えます。

社会的養護とは、保護者のいない児童や、保護者に監護させることが適当でない児童を、公的責任で社会的に養育し、保護するとともに、養育に大きな困難を抱える家庭への支援を行うことです。こども家庭庁ウェブサイト〈※8〉によれば「子どもの最善の利益のため」と「社会全体で子どもを育む」ことを理念として行われています。

ここで社会的養護下にいる子どもたちが抱える、食の課題について見てみましょう。

◎栄養不足などの健康の問題

子どもたちは、十分な栄養をとる機会が限られています。栄養不足の状態は成長や発達に悪影響を与え、肥満、貧血、成長の遅れ、栄養失調などの健康問題を引き起こす可能性もあります。

◎食事機会の不安定さ

子どもたちは、いつ食べられるかわからないという、食事の機会の不安定性に直面することがあります。子どもたちにとって、いつになれば安心してしっかり食べられるという見通しがないことほど、不安なことはありません。

◎学習やコミュニケーションへの影響

栄養不足や食事の機会の不安定さは、学業に対する集中力や頑張ろうとする気持ちに悪影響を及ぼすのに加え、クラブ活動や遊びにも影響します。これは子どもの学習機会やコミュニケーションの機会を奪うことにもつながります。

すべての子どもが十分に食べていくためには、経済的支援は不可欠です。そのような環境を確保するためには、経済支援や食糧支援の拡充が必要です。学校給食の無償化は子どもたちを守るために最低限どの自治体でも実現してほしいと願わずにはいられません。実際に、子ども食堂などの地域のコミュニティ、フードバンクのようなＮＰＯ団体やボランティア団体などが協力し、食糧支援や食事プログラムを提供する動きが、現在大きな広がりを見せています。民間の力はとても心強く、喜ばしい活動です。社会的養護下にいる子どもたちの食に関する問題は、地域によって社会資源が大きく異なるため、継続的な情報収集や、新たな資源の開拓が必要です。

〈※8〉 https://www.cfa.go.jp/policies/shakaiteki-yougo/

カップ麺を嫌がる子ども

ある自治体が「夏休みに昼食にありつけない子どもたち」がいるという事実に直面し、「夏休みの宿題を一緒にやろう！　お昼ごはん付きプログラム」という取り組みを実施したと聞きました。「目の前の子どもたちの今」のために、知恵を絞り出して行動に移された担当者の行動力には頭が下がります。

家庭児童相談室の職員さんたちが交代で食事を作っていたそうですが、毎日のことですから、献立や買い出しに苦労されたそうです。夏休みも後半にさしかかってきた頃には、さすがに献立がマンネリ化してきたため職員さんは手作りではなく、いろいろなカップ麺を買ってきて、自由に選べる日を設けたそうです。きっと子どもたちは喜ぶはずだと。

しかし、その当日、子どもたちは「しーん」と静まり返ったそうです。まさにテンションがガクンと落ちるといった様子です。子どもたちは「このカップ麺はいつも食べているし美味しくない。全種類、制覇しているし」と言い、職員さんは戸惑ったそうです。職員さんとしてはいろんなカップ麺があって、その中で選べるとなると子どもたちは喜ぶはずだ、と想像していたわけです。現に職員さんのお子さんは、時々カップ麺を出すととても喜ぶのだそうです。しかし、その日の子どもたちの様子を見て、改めて彼らの食生活を想像し、愕然としたということでした。

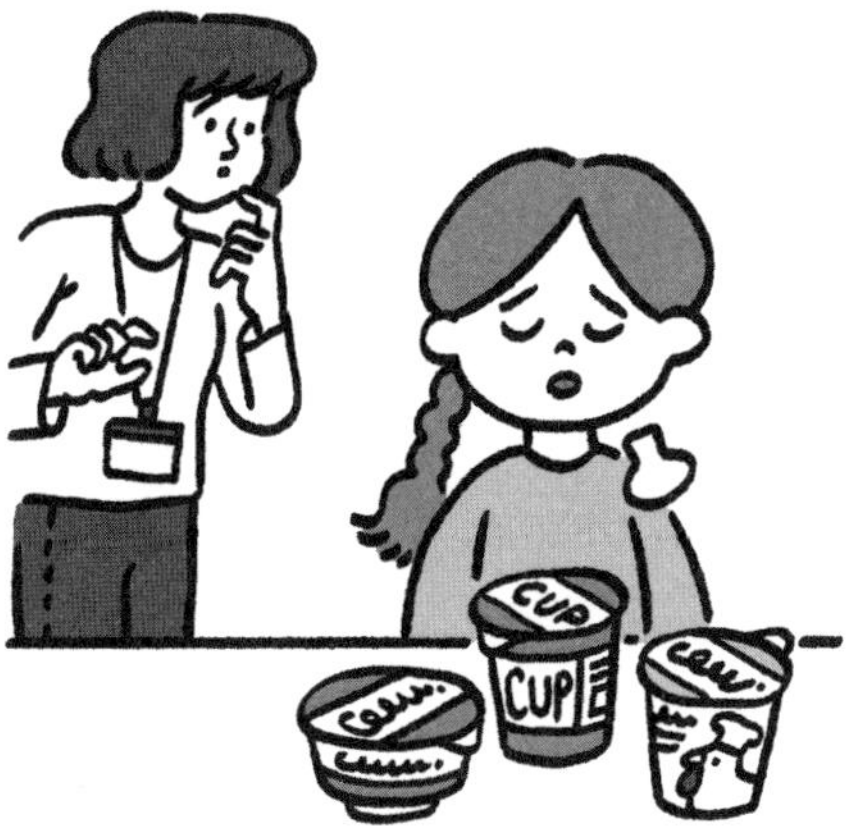

私はその話を聞き、アパートの薄暗い部屋、ポットの湯を自分で沸かし、カップ麺の容器に注いでいる一人の小学生男児の姿が目に浮かびました。その子どもにとって、カップ麺の匂いや味覚は「一人で寂しく食べているときの自分」を想起させるものだったのでしょう。そして、改めて五感での体験と感情とが直結していることを身に染みて感じました。

自分の地域に「こども食堂」はあるか

「こども食堂」とは、「子どもが1人でも行ける無料または低額の食堂であり、子どもへの食事提供から孤食の解消や食育、さらには地域交流の場などの役割を果たしています。少し専門的な言葉で言うと『子どもの貧困対策』と『地域の交流拠点』という2つが活動の柱となります」（広報誌『厚生労働』2020年10月号）と、日本の社会活動家であり、特定非営利活動法人全国こども食堂支援センター「むすびえ」の理事を務める湯浅誠氏は述べています。

湯浅氏の報告によると、「こども食堂」という名称は、2012年に東京都大田区で「気まぐれ八百屋だんだん」を経営する近藤博子さんがつけたのが最初とされるそうです。そのきっかけは、近藤さんが「学校に『給食以外の食事はバナナ一本』という子どもがいる」と聞いたことだったそうです。しかし「貧しい子だけおいで」と呼びかければ、子どもが来づらくなると考え、近藤さんは「どなたでもどうぞ」と呼びかけ、こども食堂を始めたそうです。また、子どもだけで行ける場所は地域には少ないため、「あなたが一人でも来ていいんだよ」というメッセージを子どもに届けるために「こども食堂」という名称が使われたということです。その後、湯浅氏らの活動を通して、「こども食堂」という名称が社会に広く認知されるようになりました。

現在では、こども食堂は国内外で広がりを見せている社会的な取り組みです。経済的な困難を抱える家庭の子どもたちに無料、または低価格の食事を提供する場所として始まった取り組みでしたが、今では少しずつその認識も変わってきていると言います。

「こども食堂、私は行ってもいいの？」

といった議論が昨年、ＳＮＳで注目を集めました。「誰でも行ってもいい」という人と「行く人は限られるべき」派で、議論が分かれたそうです。

ただ、もし私が食堂を利用したい子どもの立場なら、そこに行くことで「貧しい」というレッテルを貼られたくはありません。そのため「誰でも行っていい」とすることで、友だちのＡ君も行くしＢちゃんも行く、じゃあ自分も……と胸を張って行けるのではないか。このように考えると、こども食堂は誰もが普通に行けることが重要だと思います。

この議論の中で、「誰でも行ってもいい場所と言う人が増えてきたことに感動した」と湯浅氏が述べていたことが印象に残っています。みんなが行かないと大変な人も行けなくなる。運営する人は、分け隔てなく、ここに来てくれる人たちをもてなしたい、歓待したい、この場所を好きになって自分の居場所だと感じてくれる場所を作りたい、と話しています。「こども食堂の良さは人をタテにもヨコにも割らないところ」だそうです。

こども食堂は年々増え続け、２０２３年2月時点では、全国７０００箇所を超える勢いです。しかし、その活動の詳細を見ると、月1回活動しているところと、毎日活動しているところと、こども食堂自体にも差異があることがわかります。しかし目を向けたいのはその活動頻度ではなく、食に困っている子どもたちが自分の地域にいる、それをなんとかしたいと考えている大人たちの存在です。

私も自分の居住地域のこども食堂をマップで検索してみました。よく前を通るあの場所で活動をされている方がいることを知りました。食を通して、つながりの場、安心の場を作りたいという大人たちの存在に心強さを感じます。「こども食堂」を自分たちから遠い特別な場所にせずに、見える存在となるようにと切に思います。みなさんも自分の地域の「こども食堂」をぜひ探されてみてはいかがでしょうか。

アタッチメント（愛着）と食

子どもがすこやかに育つために大切な概念として、「愛着」という言葉がよく使われます。もともとは「アタッチメント」という心理学用語を訳したものです。愛着という言葉から「親から子どもへの愛情」や「スキンシップ」などと勘違いされることもあります。ここで改めてその意味を解説したいと思います。

アタッチメント（愛着）のもともとの意味は、「くっつく」ことです。不安なときや苦痛があるときに特定の大切な人にくっついて安心するという人間の傾性（本能）です。この体験が子どもの健全な成長のためには不可欠である、ということが、アタッチメントの研究者によって言われています。

同時にこれは、子どもだけではなく、大人の私たち、老人に至るまですべての人に不可欠な要素でもあるということです。

子どもは食べることで身体を作っていきます。そして同時に食事の場面は、空腹という子どもの身体的な苦痛に対して、安心感を与える機会にもなります。乳幼児にとっての身体的な不安や苦痛の高まりの原因のほとんどは空腹です。それは自分の生命の存続に直結するからです。

赤ちゃんであれば泣くことによって、その空腹を周囲に知らせます。その泣き声に親が気づき、母乳やミルクを与えます。「お腹がすいたね。おっぱいだね」という言葉と共に赤ちゃんは抱っこされ、母乳やミルクを与えられ、温かい肌が接触し、温かい眼差しに安心感を得ます。これは空腹という苦痛や不安に大人が気づき、応答してくれる、初めての体験です。これを繰り返す中で、子どもは自分に応答してくれる人間の存在に気づいていくのです。

「自分が困ったとき、一人ではない。誰かが応じてくれる」、それがアタッチメントの形成の始まりと言えます。

アタッチメントと食事場面で起こること

食事の場面を思い浮かべてみます。誰しも自分が一生懸命作った食事は子どもに喜んで食べてもらいたいものです。その相手が子どもであれば、好き嫌いなく栄養のある食事をたくさん食べてほしいと願うはずです。しかし、時間がなく忙しい朝には、とにかく早く食べてほしいと思い、子どもがなかなか食べない姿を見て、イライラするでしょう。このように、食事の時間は親にとっては葛藤が生じる場面であることも多いのです。

しかし、子どもの体調によっては食欲がなくてとても食べられない、というときもあるはずです。もちろん、好き嫌いもあるでしょう。ベネッセ教育総合研究所（2018）〈※9〉によれば、幼い子どもを持つ母親にとって「離乳食、幼児食の与え方」は子育ての悩みで最も多く挙がると言います。「食べてほしい親」対「食べない子ども」といった両者のニーズが対立するわけです。

「作った食事に目もくれない」「ぐちゃぐちゃにする」「与えようとすると嫌がる」という子どもの行為はどの親にとっても好ましくない行動です。ときには、この行動は親の感情を揺るがします。

子どもの感情を読み取ることに長けている大人は、「今は食べたくない気分なんだね」と子どもの気持ちや体調を観察して、食事をあげるタイミングを見計らうことができます。しかし、多くの親は忙しさから、「今、食事をさせなければ」「栄養を与えなければ」という親としての責任を果たすべく、自分のミッションを優先することが多くあります。そうなると子どもの様子に寄り添うことがなかなかできなくなります。

例えば乳幼児期の離乳食の場合、親は子どもに食事を与えなくては、というプレッシャーからか、次々と間髪を入れずにスプーンで赤ちゃんの口に食材を入れ込む人がいるようです。十分に飲み込めずむせているにもかかわらず、とにかくスプーンで赤ちゃんの口を追いかけるのです。そうなると、当然子どもは苦痛を抱えることになります。

自分で食事ができるようになった子どもが相手でも、食事の場面では親の葛藤はなかなか消えません。身体的虐待は、実は多くが食事の場面でよく起こっています。せっかく作った食事を子どもが食べてくれない、食事をこぼすなど、親にとって不快な行動が、ときに暴力の引き金になります。「子どものために作ったものを受け取ってもらえないこと」は自分の存在をも否定されるような感覚につながります。親の中には、「馬鹿にされた」「親として認めてくれていない」など被害的に感

〈※9〉「乳幼児の生活と育ちに関する調査2017 0－1歳児編」㈱ベネッセコーポレーション ベネッセ教育総合研究所（2018）

じてしまうのです。

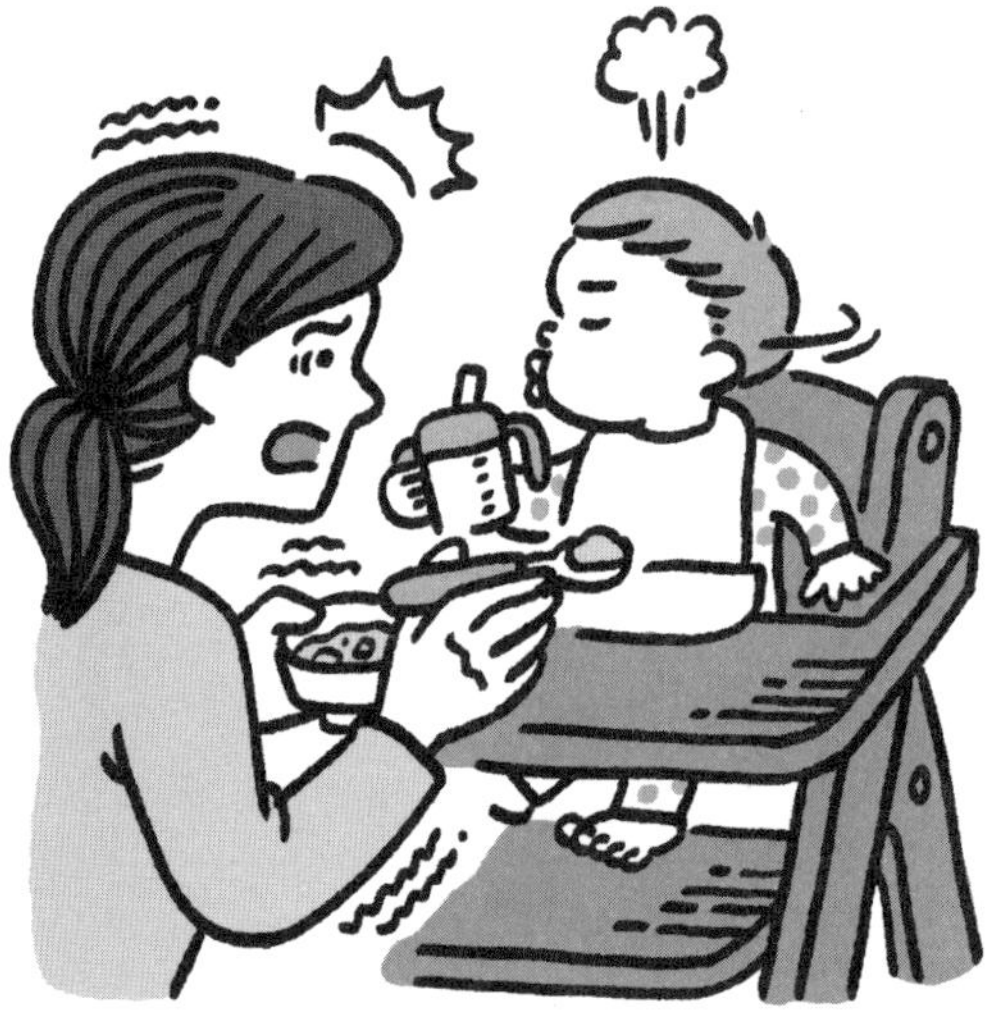

食事シーンにおける子どものそうした行為が引き金となり、思わず大声で怒鳴る、手をあげる、罰を与える、厳しく叱責し続けるなど、子どもを傷つける行動をとってしまう親もいます。

また、子どもが食事よりもアイスクリームや甘いお菓子を欲しがり大泣きするために、ご飯ではなくお菓子を与えるという親もいます。泣かれるよりもまだ「まし」だからです。中には「お菓子をあげないともっと怒って大泣きするから、与えるしかないんです」と言う方もいました。

「食事を与える」⇕「食事を受け取る」

食事を与え、受け取るという相互行為は、実は親子の関係性の中では相当の困難を抱える場面にもなり得ます。そして、この乳幼児期の食行動は、人との親密さとも関連すると言われています。

食事を無理に与えようとする親に育てられる赤ちゃんを例に、どんな心理的な動きが考えられるか見ていきたいと思います。

「ママは無理やり押し付けてくる。ぼく（わたし）は困っているのにわかってくれない」

「パパはできない（食べられない）ことを許してくれない。ぼく（わたし）はちゃんと食べられないダメな子なんだ」

子どもは、このような心で親や自分のことを見ているかもしれません。生きていくための中心的な営みである食という体験を通して、人への心象が定まっていくのです。

また、前述の、子どもに求められるまま食事よりも甘いお菓子ばかりを与えることも、実は子どもに不安を与える行為なのです。

「ママは何でも好きなようにさせてくれるけど、いざというときにぼく（わたし）を守ってくれるのかな」

親はよかれと思ってしていることでも、このように、いざというときに自分を保護して助けてくれる大人がいないのでは、と感じることにつながります。

親は食事の場面において、自分の感情を理解して応答してくれる存在ではないのではないか、と思ってしまうわけです。

食事のシーンにおいてしばしば見られる、親と子どもの思いの対立構造については、根深いものがあります。これについて、親側の心情をChapter 4で掘り下げていきたいと思います。Chapter 3では、子どもの精神面にとって適切な食事とは何かについて、考えていきたいと思います。

Chapter 3

適切な食事と食環境とは？

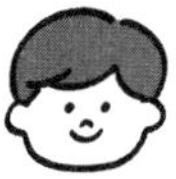

誰とどう食べるのか

家族で食卓を囲むこと

「食卓」という言葉を聞いて何を思い浮かべるでしょうか。しゃれたダイニングテーブルを思い浮かべる方もいれば、ちゃぶ台を思い浮かべる方もいるでしょう。ちゃぶ台といえば、昭和時代を描いたちびまる子ちゃんやサザエさんのようなアニメの描写の中でよく見た光景かと思いますが、あのように家族みんなが畳に座って、ちゃぶ台を囲んで食事をとる様式は、もともと日本の伝統的な食事風景だったと思われるかもしれません。しかし、実はちゃぶ台のように家族みんなで食卓を囲んで食事するという形が一般的になってきたのは明治時代以降なのです。

身分制度のあった江戸時代は食事にも身分の差が反映されていました。食事はむしろ「家の秩序を象徴するもの」とされ、「銘々膳《めいめいぜん》」と呼ばれる一人用の角盆に食べ物がのせられた形式で供されていました。家族が揃わずに時間によって食べられる人から食事をとったり、仮に揃っていても、家族で会話を楽しんだりするスタイルではなかったようです。

明治時代の中頃になると、都市部でちゃぶ台が使われ始め、これが昭和の初頭に全国的に普及しました。また次第に身分の平等意識も広まり、家族が同じ食卓を囲むことが増え、ちゃぶ台は一般的なものとなりました。ちゃぶ台の登場により、食卓にはさまざまな変化が生まれました。銘々膳と異なり、個々の食事の盛り付けの手間が減り、さらにちゃぶ台の上に大皿でおかずを提供できるようになりました。また、食事中の会話は好ましくないものとされていましたが、ちゃぶ台の広がりにより、結果的に家族が自然に顔を合わせる機会が増え、食事をとりながらさまざまな会話をすることにもつながっていったのです。

ところで、家族で食卓を囲み食事を共にすれば、会話が生まれ家族同士の理解が深まると想像されるかもしれません。しかし、食卓を囲めば必ず自然に会話が始まるわけではありません。例えば、みなさんもレストランで一言も会話せずに黙々と食べる家族やカップルを見かけたことがあるかと思います。チラッと見てみますと家族の誰か、カップルの片方あるいは双方がスマホに夢中になっていたりします。同じテーブルを囲んでいるにもかかわらず、そこに会話はありません。他にもカップルらしき男女が食事をしている中、男性がひっきりなしにかかってくる電話に出るために何度も立ち上がり外に出ては戻って、を繰り返している場面にも遭遇したことがあります。当然二人の会話はなかなか進まず、相手の方が心なしか寂しそうだったのを思い出します。

昭和の時代では食は家族を結びつけるという機能の一端を担ってきました。父母が家族の中心として存在し、家族が生活の基盤として機能し、その家族を結び付ける一番の身近な媒体が食事でした。また、まだ固定電話の契約数が携帯電話よりも多かった2000年頃までは個人で携帯電話を持つことも少なかったので、食事中に誰かが携帯を触っていたり、食事中にメッセージが来てすぐに対応したりするということは、普通はあり得ないことでした。そのため、食事の時間は、もちろん例外もありますが、必然的に一緒にご飯を食べる相手とのコミュニケーションの場となっていたわけです。

しかし、今日ではスマホの普及に伴い、食卓の風景が大きく変わってきたのはみなさんもご存じのことと思います。テーブルにスマホを置いてSNSやメッセージをいつでも確認するなど、食卓を囲んでいても、スマホが食卓の一部となっている家庭が多いのではないでしょうか。食卓でもスマホから情報を得ることで、話題が増えることもある一方、相手と会話をしなければならない状況から逃げる選択肢も持てます。

NTTドコモのモバイル社会研究所が行った全国の15～79歳の男女を対象にした調査（「スマホ・ケータイ所有者の家族や友人との食事中のスマホ利用（2021年1月）」において、食事中のスマホの利用（サイト閲覧／メール／通話など）について尋ねたところ、全体の4割の方が利用していると回答しており、年代別で見ると10～30代の約6割が利用しているとの結果になりました。この数字からも、半数近くの人にとってスマホが食卓の一部として入り込んでいると言えるでしょう。

また、Chapter1でも触れましたが、レストランで料理を写真に収め、それをＳＮＳにアップすることが若者を中心によく見られる光景となりました。食べ物の味を楽しむことに加え、豪華さや見た目の美しさを個人的に画像・映像として残しておきたいといった気持ち以外にも、その瞬間を不特定多数の人たちに見せたいといった動機も重要視されるようになりました。

食事のシーンにスマホが入り込むことで、食事そのものが一種のパフォーマンスとなり、その写真に「いいね！」をもらうための、いわば「手段としての食事」になっているケースも皆無とは言えません。それ自体は必ずしも悪いことではないと思いますし、また、お客さん側だけでなく、店側にとっても話題になりやすいという側面もあります。

ＳＮＳにアップしてもらい、話題を呼んで入店客を増やすために「映え」を追求した料理を提供する店が増えたとしても、食の本来の意義を揺るがすとまでは思いません。ただ、ＳＮＳに料理の写真をアップするために時間を使い、肝心の料理が冷め、料理人の思いを削いでしまったり、アップするためだけに料理を頼み、大量の食べ残しをしてしまったりするような事態は避けたいものです。

やはり食卓を囲む形は、スマホの普及によって大きく変わってきたと思います。

これらの流れを昭和の時代に戻すことはもはや現実的ではありませんし、さらにこの先、想像もつかないような食事の形態が待っているかもしれません。その上で、家族や大切な人たちとの食事の場の意義、コミュニケーションの意義を、スマホやSNSとどう共存していくか加味しながら考えていく必要があるでしょう。

家族で食事をとることであらゆるリスクが低減する

ではそのような背景の中で、現在、家族で食卓を囲むことは子どもたちにどのような影響があるのでしょうか。各家庭によって違いがあるとは思いますが、朝は仕事や学校、部活などでそれぞれ家を出る時間が異なり、一緒に朝食をとるというのはなかなか難しいと思います。

一方、父親が残業でいつも帰りが遅い、子どもが塾通いで遅いなど例外はありますが、夕食はできる限り家族みんなで一緒にとるという家庭も多いかと思います。家族みんなが同じ空間に集まる時間は、一日のうちで夕食の時間しかないという家庭もあるでしょう。

そのため、夕食の時間は家族にとって一日の中で唯一のコミュニケーションの場でもあることも多いでしょう。そう考えると、家族で食卓を囲むことは長い年月をかけ何らかの影響を子どもたちに与えることは容易に想像できます。

ここから、家庭内の食環境が子どもの食行動や健康、心にどのような影響を及ぼすのかという観点から深掘りしていきたいと思います。

アメリカのミネソタ州で青少年を対象に行われた、家族での食事の頻度と、思春期の健康と幸福に関する複数の指標（タバコ、アルコール、マリファナの使用、学業成績、自尊心、抑うつ症状、自殺への関与）との関連性調査（２００４）〈※10〉では、家族での食事の頻度は、タバコ、アルコール、マリファナの使用、低い成績平均点、抑うつ症状、自殺関与と反比例していたという結果が出ています。

さらに、家族で日常的に食事をしている若者は、宿題や趣味の読書に多くの時間を費やしており、また頻繁に家族で食事をすることで、好ましい栄養摂取ができ、不適切なダイエットや肥満、薬物使用、不適切な性交渉、自殺などのリスクが低くなるという関係が示されています。さらに週３回以上家族で食事をすると、子どもが適正体重に近づく確率が高くなるというデータもあります。

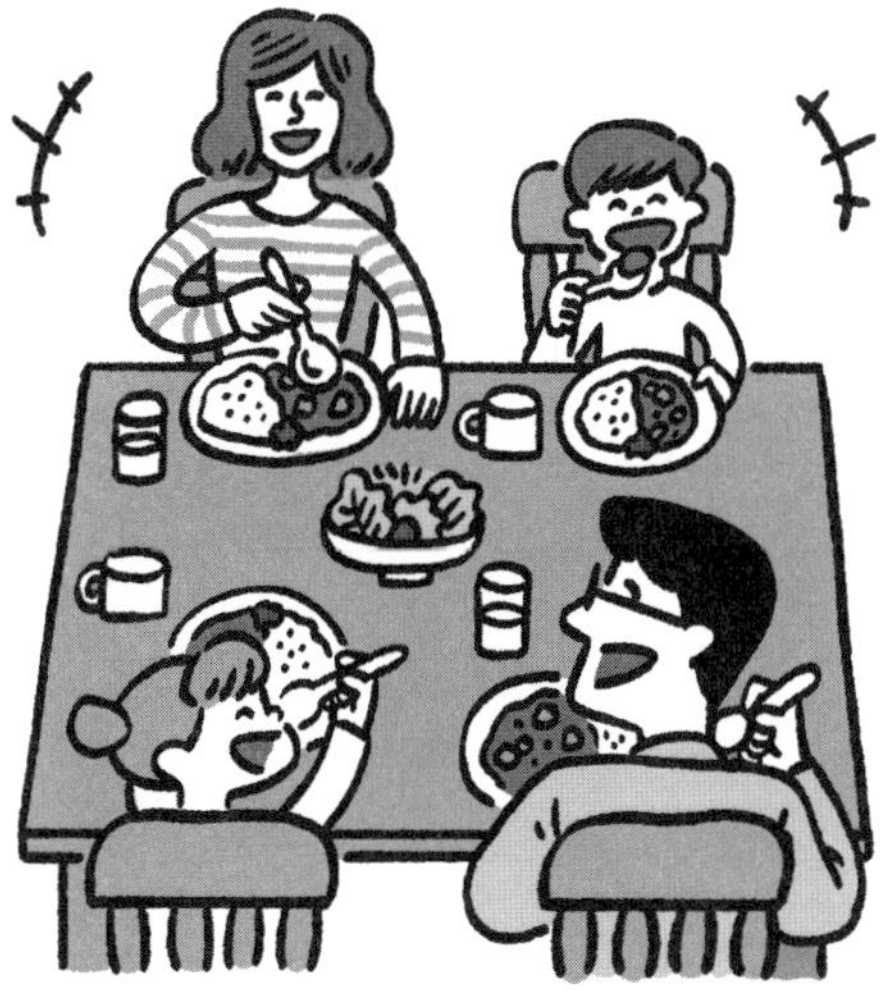

〈※10〉 https://jamanetwork.com/journals/jamapediatrics/article-abstract/485781

ところで、先に触れたように、夕食を一緒に食べていても会話がほとんどないという場合はどうでしょうか。共食の頻度は高いものの、家族間でほとんど会話がない場合と、共食の頻度が高く、かつ食事中の会話も豊富な家族の場合とでは、どのような差異があるのでしょうか。この共食の頻度と食事中のコミュニケーションについて、日本の小学生を対象に実施した調査（衛藤久美ほか、２０１２）〈※11〉があります。

夕食を家族で食べる共食の頻度が週4回以上で自発的コミュニケーションが多い群（以下、A群）、共食の頻度が週4回以上で自発的コミュニケーションが少ない群（以下、B群）、共食の頻度が週3回以下で自発的コミュニケーションが多い群（以下、C群）、共食の頻度が週3回以下で自発的コミュニケーションが少ない群（以下、D群）の4群に分け、それぞれの群の間でどのような違いがあるのかを調べたものです。なお、自発的コミュニケーションとは、食事中の家族の会話のうち、自分から自発的に行った会話量で分類しています。

それによりますと、A群の子どもは料理の手伝いをする、家族と一緒に食材の買い物に行く頻度などが、他群に比べて多い傾向が見られました。また、食事の楽しさについてもA群の子どもは他群に比べて「とても楽しい」と答える割合が高かったとのことです。さらに、A群とB群、いわゆる共食頻度が高く、食事中のコミュニケーション量が異なる群で比較すると、A群はB群に比べて、食の重要性の認知などの観点から、食に対する態度が積極的で、食事中の栄養に関する会話といった食行動の実践頻度が高く、毎日の生活や食事が楽しいと感じていることもわかっています。

これらの調査を通じて、夕食の共食頻度が高いだけでなく、食事中に自分から話すことが多い子どもは、そうでない子どもに比べ、食態度、食行動、QOLが良好であるという特徴が明らかになりました。

このことから、食卓を囲むことに加えて、家族間でコミュニケーションをとることは、より子どもの健康状態や精神状態、食に対する意識が良好になることにつながっているということがわかります。C群とD群間で違いが見られた項目は、男子

〈※11〉「小学5年生の児童における家族との共食頻度及び食事中の自発的コミュニケーションと食態度、食行動、QOLとの関連」(衛藤久美ほか、2012) https://www.jstage.jst.go.jp/article/kenkokyoiku/20/3/20_192/_pdf/-char/ja

の食事前後の挨拶、女子の毎日の楽しさ、食事の楽しさなどでした。

このことから、夕食を一緒に食べることがなかなか難しい場合でも、夕食中のコミュニケーションを多くとることができれば、子どもの食事の楽しさに結びつけることができると言えるでしょう。


また、家族での共食の経験は将来その子どもがとり得る食事形態にも影響すると言われています。石井雅幸ほか（2017）〈※12〉は研究の中で、子ども時代に共食頻度が高かった人は、大人になっても共食の頻度が高いこと、温かい食事が大事であると思うこと、共食を心がけたいと思うことなどの傾向が見られ、共食頻度の低かった人に比べて、その後の食生活に好ましい影響を及ぼすと報告しています。

子ども時代の共食体験がそのときだけでなく、将来の食体験についても重要な影響を及ぼすと言えるのです。加えて、食事中の会話についても将来の食行動に影響を及ぼしており、子ども時代に家庭での食事中に多くの会話をしていた人は、大人になっても共食を重視し、食事中の挨拶や栄養バランスを考慮する傾向があり、食事中の会話が少なかった家庭よりも好ましい影響を示すことも示唆されています。

以上のように、子どもの健全な成長を支える上で、家族での食事が担う役割の大きさは、複数の研究によって示されています。食事の場は家庭内での大切な瞬間であり、特に共に食事を楽しむことが、子どもたちの発達によい影響を与えるということでしょう。この日常の継続的な経験を通じて、子どもたちは社交的なスキルを磨き、コミュニケーション能力を向上させ、マナーや栄養に関する知識を得て、健康な食習慣を身につける機会を得ることができるのです。

もっとも、すべての家庭が毎日一緒に夕食をとることができるわけではないでしょう。その場合、できる限りその貴重な食事の時間はテレビやスマホに囚われることなく、子どもとのコミュニケーションに割いてあげたいところです。

たとえ共に食事をとることが難しい状況でも、子どもから自発的に会話をし、家族とコミュニケーションをとることができる食環境に少しでも整えようとすること

〈※12〉「子ども時代の孤食が大人になっての食への意識にどのように影響するか」(石井雅幸ほか、2017)

で、子どもの身体の健康や心の健康、食に対する意識が少しでもよくなることにつながるはずです。

給食の意義

これまで家族と共食の重要性について述べてきましたが、誰かと共に食事をとる、ということでいくと、学校の給食についても同じことが言えるかもしれません。日本の学校給食は、明治22年に始まったとされます。山形県鶴岡町（現・鶴岡市）のある小学校でお弁当を持ってこられない貧困児童を対象に、無料で食事を提供したのが始まりのようです。その後、学校給食は全国に広まりますが、太平洋戦争で食糧不足となると、いったん中断となります。戦後は米国から物資寄贈を受けたのを節目に（贈与式のあった昭和21年12月24日を学校給食感謝の日と制定）、学校給食が再開され、現在に至っています。

その後、給食制度はさまざまな経緯を辿りますが、２００８年（平成20年）に学校における食育の必要性から学校給食法が大幅改正となりました。それに伴い、それまで1000人弱であった栄養教諭が大幅に増員され（令和4年で6843名）、学校給食がより重要視される流れとなりました。文部科学省〈※13〉によりますと、現在の学校給食の目標は以下の通りです。

- 適切な栄養の摂取による健康の保持増進を図ること。
- 日常生活における食事について正しい理解を深め、健全な食生活を営むことができる判断力を培い、望ましい食習慣を養うこと。
- 学校生活を豊かにし、明るい社交性及び共同の精神を養うこと。
- 食生活が自然の恩恵の上に成り立つものであることについての理解を深め、生命及び自然を尊重する精神並びに環境の保全に寄与する態度を養うこと。
- 食生活が食にかかわる人々のさまざまな活動に支えられていることについての理解を深め、勤労に重んずる態度を養うこと。
- わが国や各地域の優れた伝統的な食文化についての理解を深めること。

〈※13〉 文部科学省 https://www.mext.go.jp/component/a_menu/education/detail/__icsFiles/afieldfile/2012/06/07/1321860_5.pdf

●食料の生産、流通及び消費について、正しい理解に導くこと。

これを見ますと、現在の学校給食は単に栄養摂取だけでなく、あらゆる教科とも関連し、量的の把握、身体の働きや食物生産の仕組み・流通の流れ、食べ物の意義の理解、生産者や調理者への感謝、さらには社交性や共同意識など人間関係を養うことをも目的とした幅広い内容になっていると言えます。

給食では、みんなで同じメニューを食べる「共食」を通じて、食や健康に対する知識、感謝の気持ち、そして共同意識やコミュニケーション力の向上など社交性を培うことができます。みなさんにもご経験があるのではないでしょうか。給食当番で人数分を数えるのに掛け算を使ってみたり、牛乳を飲むと背が伸びる、みかんにはビタミンCがいっぱい入っている、みかんの汁は酸性だ、米の生産量は新潟県が一番だ、といったような食に関する知識を得たり、苦手なものをこっそり友達に食べてもらったり、代わりに自分は友達の苦手なものを食べてあげたり。

さらにはまたお弁当のように個々で違いがないため、周りと比べることなく安心して食べられることで、リラックスして食事や会話に専念できます。「これ美味しいね」「この赤いのはなんだろう?」など、共感や疑問からコミュニケーションの活性化にもつながるのです。

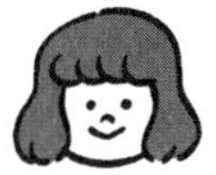

何を食べるのか

特定の栄養不足が引き起こす心の症状

ここまでで、子どもにとっていかに食環境が大事であるか、どんな食事が望ましいか、ということについてご理解いただけたかと思いますが、ここでは食事で得られる栄養について考えていきたいと思います。

「食」と言っても、米、パン、肉、魚、野菜、麺、果物など、相当の種類が挙げられます。そしてそれらの中には多様な栄養素が含まれています。そもそも栄養不足がよくないこととは直感的に理解していても、身体や精神面にはどの栄養素がどのように影響しているかは、あまり知られていないかもしれません。次のページから、一般的に日常で摂取すべきとされている代表的な栄養素ごとに、人の精神面にどのような影響を及ぼすのかという観点で、紹介していきたいと思います。

◎ビタミンB

ビタミンBには8種類ほどありますが、特にB1とB12が有名です。アルコール依存症などで意識障害、失調性歩行、眼球運動障害が生じるウェルニッケ脳症は、ビタミンB1（チアミン）の欠乏によって引き起こされます。ウェルニッケ脳症が進行すると記憶障害や作話といった症状の出るコルサコフ症候群になるリスクが高まります。またビタミンB1にはリラックス効果もあるとされています。

ビタミンB12は赤血球を作る際に重要な働きがある他に、さまざまな代謝に必要な酵素の働きも補っており、神経系の働きにも大切です。ビタミンB12が不足すると、怒りっぽくなったり、軽い抑うつが生じたりする場合があります。不足が深刻になると、他人に危害を加えられるといった妄想や認知症などに結びつくこともあります。

◎ビタミンC

サプリなどで代表的なビタミンCにはさまざまな働きがありますが、代表的なものでは、ストレスへの抵抗力を高めるという働きがあります。不足するとストレスに弱くなり、不安、イライラ、うつ症状などに発展することもあります。逆に、ストレスが多かったり、喫煙やアルコールの過剰摂取があったりするとビタミンCが消費され、ますます精神症状が悪化する可能性がありますので、ビタミンCが多く含まれた野菜や果物の摂取量が少ない人は要注意です。

◎ビタミンD

ビタミンDは人の精神面に重要な働きを持つセロトニンの調整に関係するとされます。セロトニンがうまく調整されないと、不安や抑うつが高まったり攻撃性が生じたりします。抗うつ薬はこのセロトニンの調整を行うことからも、いかにビタミンDが精神面の安定にとって大切かがわかります。ビタミンDは魚類やしいたけなどのきのこ類に多く含まれますが、食品以外にも、日光浴によって体内で合成されます。食事だけでは不足しやすいので適度な日光浴も必要ですが、近年は在宅ワークの増加や、日焼け防止のため日光を避けるといった人も増えており、ビタミンD不足が懸念されています。

◎**鉄分**

鉄分は赤血球内のヘモグロビンにとって重要な要素です。ヘモグロビンは酸素と結合し、血管を通して身体の隅々まで運ばれ、組織に酸素を供給します。ヘモグロビンが不足すると、貧血などのさまざまな身体症状が出る以外にも、認知機能の低下なども報告されています。認知機能の低下は集中力の低下、学習不振にもつながります。鉄分は肉や魚の赤身に多く含まれます。

◎**マグネシウム**

天然の精神安定剤とも呼ばれているマグネシウムは、300種類もの酵素反応に関わっており、骨の形成やタンパク質の合成などの役割があります。マグネシウムが不足すると、神経過敏や抑うつなどの症状などを起こすことがあります。海外の研究によると、マグネシウムが不足している成人はうつ病になりやすいこと(Emilyほか、2015)〈※14〉、マグネシウムの摂取量が多い人は、抑うつ症状や不安のリス

〈※14〉 Emily et al, Journal of the American Board of Family Medicine, 2015

クも低いことが報告（Javad ほか、２０１８）〈※15〉されています。マグネシウムはアオサや青海苔、ワカメなどに多く含まれています。

以上のビタミンや鉄分などの栄養素は身体の健康はもちろんのこと、心の健康にも大きく関わっているということです。逆にこれらが不足すると、イライラしたり、不安になったり、気分が落ち込む、怒りっぽくなるなどの症状が出てくる可能性があるのです。子どもの感情のコントロールが難しいと感じたら、外的アプローチを探る前に、栄養素不足や栄養の偏りが原因にないかについても考えてみましょう。

カップ麺、ファストフードをどう捉えるか

では、それればかり食べていると栄養不足が懸念される代表例でもあるカップ麺やファストフードは子どもたちの身体や心にどのような影響を及ぼすのでしょうか。

一般的なカップ麺、ファストフードの食品成分表示は次の通りです。

◎一般的なカップ麺の食品成分表示（100gあたり）〈※16〉

中華スタイル即席カップ麺（しょうゆ味／乾）※添付調味料等を含むもの

食塩相当量（g）：6・3

カリウム（mg）：180

リン（mg）：110

カルシウム（mg）：200

マグネシウム（mg）：26

エネルギー（kcal）：417

蛋白質（g）：10・0

脂質（g）：19・1

炭水化物（g）：54・6

〈※15〉 Javad et al, British Journal of Nutrition, 2018

〈※16〉 じんラボ：https://www.jinlab.jp/dietarylife/12ingredients_cupnoodle.html

◎一般的なハンバーガーの食品成分表示（1食あたり）〈※17〉

マクドナルド　ハンバーガー
食塩相当量（g）：1・4
カリウム（mg）：194
リン（mg）：108
カルシウム（mg）：29
エネルギー（kcal）：256
脂質（g）：9・3
炭水化物（g）：30・3

やはり多いのは塩分です。厚生労働省の日本人の食事摂取基準（2020年版P270）によりますと、1日あたりの食塩摂取量の目標量を小学生で4・5〜6・0g、18歳以上の成人男性で7・5g、同じく女性で6・5gとしています。カップ麺は100gで6・3gですので、小学生では1日あたりの塩分摂取量の目安量を超えた、高い塩分量を摂取することになります。塩分のとり過ぎは、高血圧となり、将来、さまざまな血管系の疾患につながるリスクが指摘されています。さらに近年、認知機能の低下、認知症の発症のリスクも報告〈※18〉されています。

さらに、カップ麺やファストフードには飽和脂肪酸、トランス脂肪酸、添加糖などが含まれることも多いようです。飽和脂肪酸の過剰摂取は悪玉コレステロールを増やし、動脈硬化につながり心疾患のリスクを高めます。トランス脂肪酸は善玉（HDL）コレステロールを減らし、悪玉（LDL）コレステロールを増やしますので、これも心疾患などのリスクを高めます。これら身体的影響は広く知られるところかと思います。

精神面の影響として、スペインの研究チーム〈※18－2〉が、ファストフードの摂取量とうつ病発症リスクが相関することを報告しています。その中で「ファストフードや市販の菓子パン類には炭水化物とトランス脂肪酸が多く含まれていて、それらが

〈※17〉 日本マクドナルドホールディングス https://www.mcdonalds co.jp/quality/allergy_Nutrition/nutrient/
〈※18〉 https://www.womenshealthmag.com/jp/wellness/a64394/high-salt-diet-impairs-brain-function-20180521/
〈※18－2〉 Miguel Angel Martínez-González, The SUN cohort study (Seguimiento University of Navarra), Public Health Nutr. 2006 Feb;9(1A):127-31. doi: 10・1079/phn2005935.

うつ病の発症リスクと関係するのでは」と推察しています。これは8964人を対象に食事とうつ病との関連性を調べたものですが、ファストフードなどを多く摂取している上位の3分の1は、下位の3分の1と比べ、うつ病を発症するリスクが約50％高まったというのです。子どもへの影響は明確ではありませんが、同様のリスクがあると推測されるでしょう。

また、添加糖をとり過ぎると血糖値が上がり、長期的には糖尿病などを発症するリスクを高めますし、精神面でも、砂糖は体内のカルシウムを減少させますので、子どものイライラ感が増すでしょう。さらに乳幼児期から過剰に糖分をとり続けていると、成人になってからアルコールやドラッグへの依存度を高めることも示唆されています。

このようにカップ麺やファストフードの過剰摂取は身体的、精神的にも好ましいとは言えないことがわかります。しかし、いいものではないと頭でわかっていても、それらには何度も食べたくなるような（いわば「やみつき」を作る）味付けがなされていて、もう二度と食べないというのは難しいかもしれません。食べるとしても、月に何回までと回数を決めておいたり、野菜を一緒に摂ったりするなど、その他の食事とのバランスを考えるといった工夫が必要でしょう。

まったく摂らない栄養素をなくす

では実際に、栄養的観点から見て子どもにとって望ましいとされる食事はどのようなものなのでしょうか。よく「バランスのとれた食事」という言葉は聞くものの、どの程度の栄養がとれていればバランスのいい食事と言えるのかは判断がなかなか難しいかと思います。

さまざまな栄養素の中でも、基本的には三大栄養素であるタンパク質・脂質・炭水化物が中心的存在となります。タンパク質は、筋肉や臓器、血液を作るだけでなく骨の成長にも欠かせません。脂質は、体温の調整のほか、細胞膜やステロイド系のホルモンなどを作り、炭水化物は糖として、脳や身体のエネルギーとなります。ダイエットで炭水化物を控える人たちもいますが、子どもの成長には必須です。

また不足しがちな栄養素として、食物繊維、カルシウム、ビタミン、カリウム、亜鉛などが挙げられます。しかし、食事ごとにこれらの栄養素がしっかりと摂れているかを考えるのは相当な労力を費やしますし、献立を考えることが苦痛という方が増えている中で、さらに細かい栄養素まで考えなさいと言われると、料理を作ること自体がプレッシャーにもなりかねません。

栄養士によると一汁三菜（主食・主菜・副菜2品・汁物）が理想で、まんべんなく栄養素を欠かさず摂ることの重要性を説かれていますが、それに囚われ過ぎてしまうと楽しいはずの食事が結果的にストレスになってしまいそうです。

では、負担にならない程度に栄養素を考慮しながら子どもの食事を作るにはどうすればいいのでしょうか。栄養失調にはさまざまな形がありますが、一般的に食生活の偏りが原因のものも多いとされます。先ほどのファストフードやカップ麺ばかり食べ続けるのはその一例でしょう。ですので、食生活の偏りを減らすという視点で、まったく摂らない栄養素を減らすように考えるといいかもしれません。

自分の母のことを振り返ると、私たち子どもの健康に気を遣って食事を作ってくれていましたが、前述の栄養素をすべてまんべんなく摂取できるような食事を毎回作っていたかというと、必ずしもそういうわけではありません。しかし、子どもの頃に栄養失調になったことはありませんし、今も健康ですので、子どもにとっては十分に適切な食事であったと思います。このことは私だけに限らず、みなさんにもあてはまるはずです。子どもの場合は栄養を考慮された給食もありますのでさらに安心です。

もちろん、バランスのとれた食事は大切ですが、食事を作る側の心のバランスも大切です。そこで、まったく摂らない栄養素を減らすことを心がけることが、子どもの心と身体の健康にとっては持続可能で、いろんな意味でバランスのいい食生活の提供につながるのでは、と感じます。しかし、それでもそれが難しいケースもあります。Chapter 4では特に母親の視点から、子どもに食事を作って食べさせることの悩みについて見ていきたいと思います。

Chapter 4

親にとっての食事の悩み

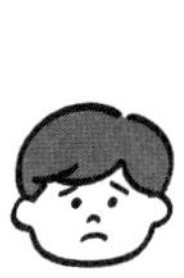

与えることの難しさ

「食べさせる」までの長いプロセス

子どもに何かを食べさせることは、大きなエネルギーが要る仕事です。時折、「今日はパパが代わりに美味しいカレーを作るから」と父親が台所に立つ、なんてこともあるかと思いますが、事前にすべて材料を準備してもらっていたのでは、子どもに食べさせるプロセスとしては半分の作業でしかありません。食事を作るまでには長いプロセスがあります。

メニューを考える↓買い物をする↓冷蔵庫にしまう↓下ごしらえをする↓調理する（ご飯を炊く、野菜を切る、魚や肉を焼く、汁を作るなど）↓食卓に皿を並べる↓子どもと一緒に食べる↓片付けをするこのプロセスを日々の営みとして数千回、数万回と繰り返し行っていくのです。それが日常のことではありますが、自分の毎日、毎食のルーティンとして決められたと想像してみると、途方もない営みです。

「献立を考えるのが一番苦痛」と言われるのを耳にすることがあります。それはゼロから1以上を作り出す作業だからでしょう。家族のために、栄養も考えながら「少なくともおかずは2品用意して……」「昨日はこれを食べたから……」「冷蔵庫に消費しなければいけない野菜があったはず……」などと考えていくと、食事を作ること自体が義務となり、苦痛になるのです。

料理研究家の土井善晴氏が「一汁一菜でいい」と提唱されていますが、それはとても理にかなっているのかもしれません。「夏休みも給食があってほしい！」という切なる願いを持つ母親たちも多いことでしょう。ここではあえて母親たちと書いていますが、やはり、この大変な作業は往々にして母親が担っているケースがまだまだ多いでしょう。夏休みの場合は夕食にプラスして昼食メニューを考えねばなりません。母親たちにとって、子どもの朝昼晩の食事について考えることがいかに大変な作業であるかがわかります。

さらに時間とお金の問題も絡みます。母親は食事の準備にかかる時間に追われています。それに加え、経済的に余裕がなければ、その食事にかかる予算について絶えずお財布と相談しなければなりません。焼肉の好きな育ち盛りの中学生の子どもに対し、牛肉を定価でたっぷり購入することはできないから、スーパーで夜に安くなった肉を買うとか、少しでも安い鶏肉のメニューを考えるとか。その中で、最近の食料品価格の高騰は家計にダイレクトに響いているはずです。

「野菜が高いからプチトマトが買えない。トマトがないと、彩りが悪いお弁当やサラダになるな……」など、その場で値段を見ながら、買うものやその食材で作れるメニューは何かを判断しなければなりません。限られた時間とお金の中で、食品を調達して栄養豊かな食事を提供することは、至難の業なのです。

「子どもに豊かな食生活を」と提唱されても、子育て世代は毎日が忙しく戦争のような日々を送っています。子どもを保育園に迎えに行き、お腹をすかせた子どもを連れたまま、スーパーのお惣菜を買うのがやっと、という方もいらっしゃるでしょう。ご飯を炊いて、肉や野菜をざっと炒めたり、それにスーパーのお惣菜をつけたりして急いで食べさせるだけで精一杯です。食事を作るためのプロセスを丁寧に辿る余裕などありません。食材の配達を利用したり、充実したお惣菜セットを購入したりするという手もありますが、それを活用できるのは、ある程度経済的に余裕がある人たちだけでしょう。

料理は愛情？　ポテサラ論争

「あなたのため」と、好物がたくさん入った特別なお弁当や栄養満点の健康的な食事など、料理は食べてもらう人への愛情表現の指標として引き合いに出されることがあります。料理を作る人が食べる相手のことを思うこと、すなわち、料理に愛情や思いやりを込めると、その料理が美味しくなり、食事全体がより豊かな経験となると言う人もいます。

こうしたやりとりは、料理を作る人と食べる人との関係を深めます。例えば、風邪気味の子どもにショウガ入りの豚汁やうどんを作ってあげたり、受験勉強で頑張っている子どもに好物のシチューを作ってあげたり、「その子の今」に合わせた料理は「あなたのことを見ているよ」というメッセージになります。それは相手のための料理で、子どもはエールを感じ、励ましを受け取ることができます。これはわかりやすい愛情表現でもあります。

そもそも「料理は愛情」という言葉は、実は料理の前の下ごしらえの丁寧さを褒めた言葉で、大根の面取りをする、鶏のささ身の筋を丁寧に取り除いていくなど、ひと手間かかる作業を経ることを指して言われたそうです。「相手のためにかける時間」とも言えるでしょう。ひと手間かかる作業を経た料理からは、それだけで美味しさが伝わってくるものです。

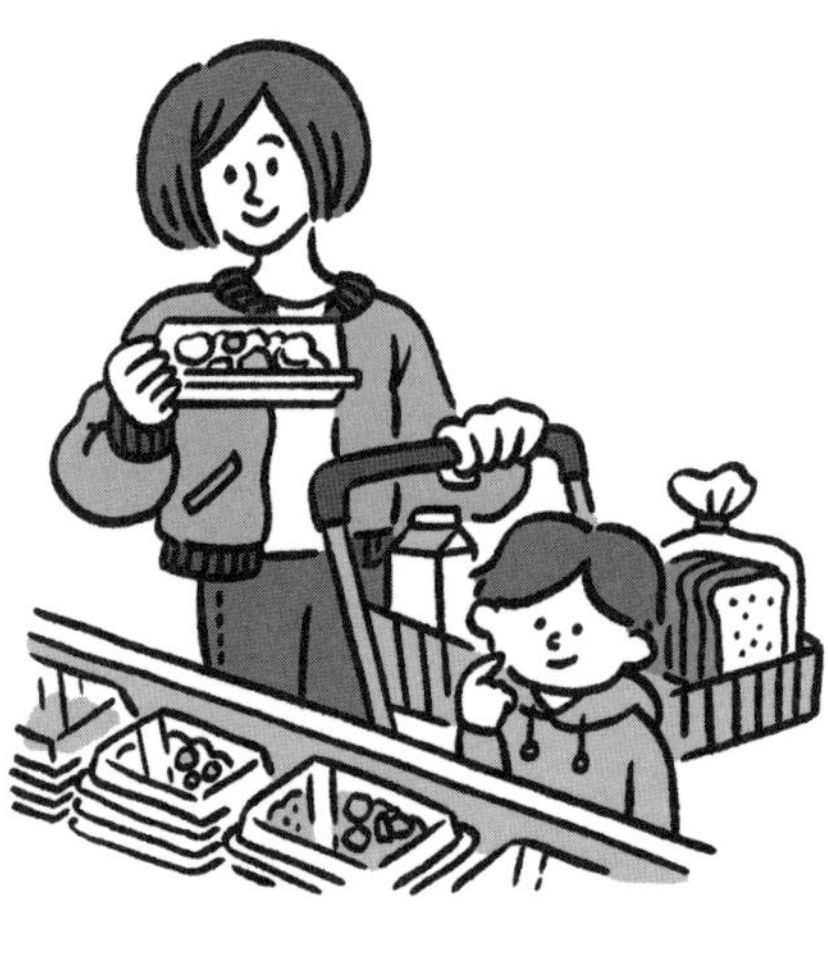

一方で、この「料理は愛情」という言葉を聞いて、そこにストレスやプレッシャーを感じる人も少なくないでしょう。

「料理には時間と手間をかけないといけないのではないか」
「手抜き料理しか出せない私は、愛情が伝えられていないのではないか」
「そもそも、ちゃんと作らないと『愛情がない料理』ということなのではないか」

数年前、SNS上で「ポテサラ論争」という議論が話題になりました。幼児連れの母親がお惣菜コーナーでポテトサラダを買おうとした際、高齢男性から「母親ならポテトサラダぐらい作ったらどうだ」と言われたそうです。その顛末を女性がSNS上に発信したことで、インターネット上ではさまざまな意見が交わされました。まさに、手料理には愛情があるという考え方が生んだ論争の一例であると感じます。

「料理は愛情」という言葉が示す概念については、子どもの食事について考える上で、新たな定義が必要なのかもしれません。急いで仕事から帰って、「お腹すいたね。美味しい夕飯作るから、待っててね」と子どもに声をかけ、すばやく、ジュジュッと焼いた豚肉と玉ねぎとチューブのショウガを入れた生姜焼き。それを熱いうちに「いただきます！」と勢いよく家族で一緒に食べる。たとえ丁寧な下処理や、大変な手間がかかった食事でなくても「愛情のある美味しい時間」だと言えるはずです。

これは、ある相談機関の方から聞いた話です。

ある母親は、5歳になる子どもにちゃんとしたものを食べさせたいので、仕事から帰ってから、1時間ほどかけて丁寧に料理を作っていました。その間、お腹がすいた子どもにはおやつを少量食べさせて待たせていました。そして、出来上がった料理は、綺麗に盛り付けられた何品ものおかずです。彩りも美しく、栄養バランスも考えられていたことでしょう。その母親は自分の母親もいつも何品ものおかずを作ってくれていたため、自分も同じように子どもにしてあげなければ、と思っていました。

しかし、子どもはおやつを食べているので、せっかくの料理をどうしても最後まで食べずに残してしまうのです。そして、食事の途中からは飽きて遊び出す始末です。すると、母親はせっかく作った料理を食べない子どもに対し、怒りが湧いたと言います。子どもが「もう、いらない」とプイッと顔をそむける様子を見て、母親は思わず手を出してしまい、その子は椅子ごとひっくり返り、顔面を打つケガをしてしまったのです。愛情いっぱいで楽しいはずのご飯の時間が惨事と化した出来事です。「子どもが自分の作ったご飯を食べてくれない」という母親からの相談の中で出てきた話だったそうです。「料理は愛情」とその母親が思っていたのかはわかりませんが、母親の中の食事に対する呪縛めいたものを感じます。

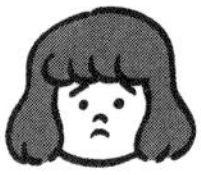

子どもとの食事場面は親のストレスを高める!?

食事場面における子どもへの「ストレス」

あるインターネット上のアンケート調査[※19]で「食事中に、お子さんを叱ってしまう主な理由は何ですか？（複数回答可）」という質問がありました。その結果は、

「行儀が悪い（58・1％）」
「食事中に遊ぶ・話し続ける（55・6％）」
「好き嫌いがある（23・8％）」
「食事を残す（21・8％）」
「少ししか食べない（16・5％）」
「好き嫌いがひどい（14・1％）」

「食に興味がない（6・4％）」

といったものでした。食事のマナーや食べ方について、親の思い通りにいかない子どもとの食事場面は、いらだちを喚起してしまうことが多いようです。

これらは主に、子どもの幼児期の発達段階に起こります。特に2、3歳の子どもたちは、いきなり手づかみで食べ物を食べたり、食べ物で遊んだり、またはよそ見をしてお皿をひっくり返したり、飲み物をこぼしたり、といったことが日常茶飯になります。目の前の子どもを見ていると、

「このましつけられなかったらいったいどうなってしまうんだろう」

「どうして言うことを聞いてくれないのだろう」

と、不安や怒りを感じることでしょう。食卓や床が汚れていくことや、食べるのに時間がかかってしまうことで、親の貴重な時間が際限なく使われてしまい、いらだちも募るはずです。

〈※19〉「子どもの偏食」に関するアンケート調査、2020、ゼネラルリサーチ　https://oyako-kufu.com/articles/283

一方で「好き嫌いがある」「食事を残す」「少ししか食べない」といったことへの憤りは、子どもの健康を願うがあまりの理由もあるでしょう。このように子どもに対しての憤りの気持ちの裏側には親たちの「願い」や「不安」があることが多いのです。

●**栄養バランスと健康を願う気持ち**……「しっかり育つだろうか、栄養が足りているだろうか？」と子どもが健康であることを親は願っています。栄養不足が子どもの成長や発達に悪影響を与える可能性があるため、栄養バランスについて敏感になります。

●**偏食や好き嫌いのない子に育てたいという思い**……偏食や好き嫌いによって、栄養不足にならないか、わがままな子に育たないかなど、心配になります。

●**子どもの生命についての心配**……子どもが食品アレルギーを持っている場合、特別な注意が必要であり、食材にアレルゲンがないかなど、心を配ります。特定の食品を避けなければならない場合もあり、食生活には細心の注意を払うはずです。それは子どもの生命にも関わることですから、どんなときでも気が抜けません。

しかし、子どもたちはそんなことはおかまいなしです。それがさらに親たちの不安を煽り、そしてストレスにつながってしまうのです。前述の母親のように手の込んだ食事を作ったときなどに子どもが食べてくれないと、怒りは増すはずです。自分を否定されたように感じる人もいるでしょう。これは特別なことではありません。

子どもを遠ざけてしまう食事場面の言葉

「ほら言ったでしょ。よそ見しているからこぼすのよ」
「もう、本当に何度言ったらわかるの！」
「好き嫌いをしていると、お菓子もあげないよ」

このような言葉は、食事の場面において、小さい子どもを持つ親なら誰もが言っている言葉でしょう。子どもは毎度のごとく、食べ物をこぼします。「よそ見をしながら食べたらダメ」と先に注意を受けているにもかかわらず、よそ見をしてこぼします。

そして、挙げ句の果てには気がつくと食事に飽き、立ち歩いています。座っていたとしても、食べ物を手づかみで食べたり、行儀が悪かったり。

幼い子どもの身体感覚や注意力を考えるとこれらの失敗はごく当然のことなのですが、親にとってはなかなか容認できないものです。そうなると、とうとう親からは以下のようなお決まりの5つの言葉が出てしまいます。

●いい加減にしなさい……「否定」
●~しなさい……「指示」
●~しちゃダメ……「禁止」
●~なんで○○するの……「詰問」
●○○しないと○○するよ……「罰」

これらの5つの言葉は、子どものしつけの中では効果的ではないとされています。しかし、食事場面になると次のように多用する機会が増えてしまうのです。


「あなたの食べ方は汚いよ」……「否定」

「早く食べなさい」……「指示」

「こぼさないで！　よそ見しないで！」……「禁止」

「なんでこぼすの？」……「詰問」

「これ食べないと、おやつは抜きにするよ」……「罰」


気がつくと食事の時間は、否定や禁止などのネガティブワードをわんさか発する状況になっていることが推測されます。逆に子どもにとって、プラスの意味があるとされている言葉は、「美味しいね」「ピーマン、苦いけど頑張って食べてるね」などの「共感」や「承認」を表す言葉だと言われています。

食事中に自分たちがどのような声かけをしているかを見直すために、ご自宅でも、一度スマホで食事中の音声を録音してみてもいいかもしれません。先ほどの「否定」「指示」「禁止」「詰問」「罰」をいかに多く使っているかに気づくかもしれません。食事中の自分の声を聞くのはなかなか照れくさいですが、録音するメリットは、自分がどんなところで怒りのスイッチが入っているか、自分はどんな様子で子どもに食事を与えているかを知ることができる点です。

「子どもではなくて、実は自分が必死なんだな」
「急に、自分の声のトーンが大きくなっている。怖いくらい」
「またスイッチ入っているな」

と自分が余裕のない状態にあることに気づくきっかけになるのです。このようなときは自分の「不安」が大きいときです。子どもに食べ物を「与える」ことに必死になるあまり、不安が増すのです。客観的に自分の姿を知ることで、子どもの様子にも目を向ける余裕が生まれます。

「子どもにとったら、この言い方、結構つらいよな」と、録音音声を再生する中で気づくことがあるでしょう。そうやって少し意識を向けると、注意してもなかなか言うことを聞いてくれなかった子どもの目線から見た世界も見えてきます。

「今、食べようと思っていたのに。そんなに怒られたらもう食べたくなくなるよ」

「ピーマンは苦くてとてもいやなの。にんじんならたくさん食べられるよ」

「わざとこぼそうと思っているわけじゃないのに……」

「今はお腹がすいてないの。ほしくないの。無理やり食べさせないで」

「ママも一緒に、ここで食べるのを見てて。ご機嫌さんでいて」

そんなことを子どもは思っているかもしれません。

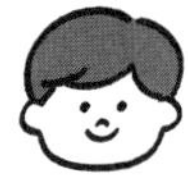

食事場面での親のタイプ

ワンオペやシングルマザーの場合であれば、仕事から帰ってから食事の準備をして、子どもに食べさせるまでをすべて一人で行うことになります。そんな状況下では、子どもに食べさせる以前に、自分自身のエネルギーも限界近くにあり、なかなか子どもの食事に適切に対応できないのが自然でしょう。

「仕事から帰って、一度ソファに座って休むと立ち上がれなくなるので帰ったらそのままの勢いでご飯を作る」という方も多いのではないでしょうか。

身体を充電する暇もなく、電池切れの状態で子どもたちのご飯を作っているかもしれません。また専業主婦の場合は日中子どもに振り回されて、夜には子どもが近くにいるというだけで、うんざりしてしまうこともあるでしょう。

空腹でイライラしている、生理前の体調不良といった「心身の不調」や、帰宅が遅い夫を頼れないといった「孤独感」、予定していた食材が買えない、子どもが駄々をこねるといった「予定外の発生」など。このような要因が重なって、そもそも食事を作る以前に母親の心身が弱ってしまうケースもあるかもしれません。そうなると、子どものために美味しいものを作ろう、という意欲も湧かず、目の前の子どもの姿にいらだち、子どもを見たくない気持ちにさえなるかもしれません。毎日ではないにしても、調子が悪いことは重なるときがあります。

自分の調子が悪いときに、食事場面で子どもがストレスフルな行動をとると、親は無意識に次に示すような行動をとることがあります。実はこれらの行動は、親の子ども時代の食体験と関係することがあります。それまでの食事場面での体験は五感を通して身体の奥底に記憶として残っています。何かがきっかけになって、過去の不安や恐れが引き出されることがあるのです。

ただ、それをなくす必要があるわけではなく、自分自身がどんなタイプで、どのような場面でその不安や苦痛を抱えやすいのかを知ることで、食事場面でのストレスにうまく対処できるようになるかもしれません。

◎Aタイプ：制限できない

（例）「仕方ない子だね。そんなにお菓子ばかり食べて……。あと少しだけよ」

子どもに言いなりで、なんでも食べさせる。子どもが食べながら歩くのを注意せずにそのままにしておくタイプ。子どもに対して怒ることが怖いので言いなりになってしまうことが多いのです。「注意すると余計にこの子が反抗的になったり、やりにくくなるので好きにさせておくほうが楽」と考えたり、子どもがネガティブな気持ちを持つと自分がつらくなるため、子どもが不快にならないように欲求に合わせたりしてしまいます。結局、お菓子も好きな分だけ手渡ししてしまいます。子どもが好きなものしか食べない状況もよしとします。

（背景）子どもとの関係を維持するため（子どもを怒らせたくないため）に、子どもに毅然とした態度で接するなど、必要な制限ができません。

（親の苦痛）子どもに嫌われること、子どもが感情的になることで自分が子どもに対応できなくなることを一番恐れています。

（結果）親が止めないので、子どもは自分で自分をコントロールしないといけません。どこまでやっていいのか？　いいこと、悪いことがわからずにいます。食事の大切さを学ぶことができません。

◎Bタイプ：過干渉

（例）「ママがあなたのために一生懸命作った○○をまずは食べて」

子どもの食事や食事態度に過度に干渉する。子どもが健康に育つためには親の自分がしっかりとしなければ、という思いが強くあります。

（背景）しっかりした親として、子どもの健康や安全を守らなければという義務感が強くあり、必死になっています。食事場面を通じて子どもとの結びつきを強めたい思いもあります。

（親の苦痛）子育ての失敗を恐れています。

（結果）子どもは食事場面で、親の顔色を見なければなりません。食事場面において、自分より親が喜ぶことを優先させるようになります。

◎Cタイプ：厳しいしつけ

（例）「○○を食べなければ、罰として○○だよ」

食事場面で厳格なルールや規律を導入し、子どもに対して厳しいしつけを行います。こぼしたり、よそ見をすること、おしゃべりすることなどがあれば、厳しく注意します。

（背景）食事を通じて子どもに規則を教えることで、安全を得ようとします。自分の子ども時代の食事場面が緊張状態だった可能性があります。

（親の苦痛）子どもが少しでも自分の言うことを聞かないと、自分が子どもに負けるのではないかという不安を抱えています。

（結果）食事そのものがいつもストレスフルな体験となります。子どもからすると、自分の自由が制限され、コントロールされる苦痛があります。

◎Dタイプ：一緒に食べない

（例）子どもが食べているときにその場にいません。一緒に食卓につかないか、子どもの前に食べ物を置いて、自分はスマホをいじっている、仕事をしているなど、子どもが食べる様子に目を向けません。

（背景）子どもに食事を与えるという親の役割はわかっているので食事を与えます

が、親自身が家族と食事をするというイメージを持っていません。

（親の苦痛）食事を食べている子どもをどんなふうに見守ればいいのかわからない。子どもに注目すると子どもの様子がいろいろと見えて、余計にストレスが増えるので、見ないようにしている可能性もあります。

（結果）子どもは食べるとき、いつも一人でいることが常態化します。食事を通じた人とのコミュニケーションの構築や喜びの共有ができなくなります。

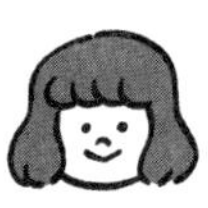

タイプ別の戦略

わかりやすくするために食事場面における親のタイプを4種類に分けましたが、実は明確に分類できるものではありません。そのときの自分の状態によってもさっきまではCタイプで厳しくしていたのに、突然Aタイプになり、好きにしていいよ、となってしまう人もいるかもしれません。

大切なのはタイプそのものより、親が子どもの前で適切な対応をとれなくなる背景には、実は親側に苦痛がある、ということなのです。どの親にも少なからずその苦痛は存在します。これは子ども時代の親との関係の影響を受けている可能性がありますが、過去は変えることはできません。過去の食体験にいい思い出がなかったとしても、「食事を子どもにとっても自分にとっても心地よい体験にする」と意識を変えることはできます。

そして、自分はどのタイプに陥りがちかを認識するだけでも対策を考えることができます。小さい子どもに変容を迫るのは難しいですが、自分に意識を向けると子どもとの困難な食事場面に対して楽になる方法が見つかるでしょう。

「食事のとき、子どもに◯◯されると、自分が◯◯になる」と自分の行動が予測できるようになります。親が落ち着くことで子どもへの対応ができるのです。以下にタイプ別の対処法を挙げてみました。

◎Aタイプ：制限できない親がチャレンジできること

（心の準備）子どもが不機嫌になると、また子どもの言いなりになってしまう。でも私はこの子のために、今はおやつを食べてはダメということを言いきろう。それが子どものためになるから。泣かれても大丈夫。子どもは混乱していて、手助けが必要だ。私は落ち着いて言って聞かせられる。

（結果）子どもは「ママやパパが今はやめなさいと言ったから、本当はおやつを食べたいけど我慢するよ。ぼくちゃんとできるよ」と自分を律することを学びます。

◎Bタイプ：過干渉の人がチャレンジできること

（心の準備）イライラするのは、私がちゃんと食べさせなければと思っているから。

私はご飯も作ってよくやっている。大丈夫。自分が落ち着こう。子どもはまだ発達の過程なので失敗があっても当然。

（結果）「こぼしたり、気分がのらなくて、うまく食べられないときもあるけど、食事時間は自分でチャレンジできて楽しい」と子どもが思えます。

◎Cタイプ：厳しいしつけをする人がチャレンジできること

（心の準備）自分は子どもが甘えてつけあげることが心配なだけ。子どもにいろいろ教えることは大切だけど、命令や指示をされて食べる時間は自分も嫌だったということを思い出そう。

（結果）「自分が命令されたり、怒られたりしない食事は安心な時間。美味しいな」と子どもが思えます。

◎Dタイプ：一緒に食べない人がチャレンジできること

（心の準備）子どもは一人では食べられない。いただきますとごちそうさまを一緒にしよう。少しでも横に座って、子どもの様子を見てみよう。

（結果）「パパやママが自分の横にいてくれる。なんだかうれしくて安心する。苦手なにんじんも頑張って食べられるかも」

すべてのタイプに共通するのは次の3つのプロセスです。

① まずは、自分の心身の状態、傾向に目を向ける
② 子どもの状態を観察する
③ できる範囲内で子どもに応答する

このように、食事の場面で自分の心に目を向けたり、子どもを観察したりすることで、自分の心のモヤモヤの正体が見えてきます。そこから自分がどう子どもに向き合っていけばよいか、少しずつ考えていけばよいのです。

Chapter 5

味覚以外の食事の意義

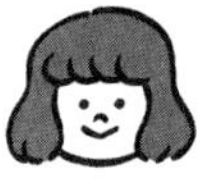

誰と食べるか、いつ食べるか

一緒に食べる相手によって味が変わる

「モテる男性はいい店を知っている」という記事をかつて読んだことがあります。どういうことかすぐに察しがつく方も多いと思いますが、例えば次のようなシュチュエーションを想像してみてください。

Aという男性とBという男性がいます。あなたが女性として、どちらも知り合って間もなく、二人の見た目も中身もあなたにとっては同じくらい魅力的です。ある日、Aとのデートで訪れたお店は、店員さんが無愛想で乱雑、店内は慌ただしくあまり落ち着きがない。食事の味もこれと言って美味しくない。一方、Bとのデートで訪れたお店は、店員さんのサービスもよく丁寧、お店の雰囲気もすてきで、盛り付けも綺麗。食事も申し分なく、何を食べても美味しい。この場合、Bとのデートのほうがいいデートだったと思えるのは当然のことでしょう。

これを裏付けるような、食事中に会話する相手への印象に関するある研究があります。6種類に味付けされたポップコーン（全く美味しくない〜非常に美味しかった、を7段階で評価）を介して、会話相手の好ましさ（「明るい」「愛想がいい」「楽しい」「温かい」「魅力的」の5項目について、全くあてはまらない〜非常にあてはまる、を7段階で評価）、会話相手と関係性を構築したいか（「連絡を取りたい」「また会いたい」「もっと話したい」「友達になりたい」の4項目について、全くあてはまらない〜非常にあてはまる、を7段階で評価）との関係を調べたという内容です（笠置遊、2020）〈※20〉。それによりますと、

- 美味しい群は美味しくない群よりも会話相手を好ましいと評価していた。
- 会話相手の印象について「明るい」「愛想がいい」「楽しい」「温かい」「魅力的」の全項目において、美味しい群は、美味しくない群よりも高く評価していた。

〈※20〉「知覚された食べ物のおいしさが会話相手の印象に及ぼす影響」（笠置遊）立正大学心理学研究所紀要 第18号（2020）23－27

● 美味しい群は美味しくない群よりも会話相手に対して関係を構築したいと評価していた。

といった結果が得られました。つまり会話中の食べ物を美味しいと感じた人は、美味しくないと感じた人よりも会話相手に対して好ましい印象を抱き、会話相手と関係を構築したいと思うのです。そして同研究の中で、

「会話時に摂取している飲食物を美味しいと感じると快感情が生起し、それによって会話相手に対してポジティブな印象を抱き、一方で、摂取した飲食物が美味しくないときは不快感情が喚起され、会話相手に対してネガティブな印象を抱く」

と考察しています。「胃袋をつかむ」と言いますが、あながち間違いではないのかもしれません。この結果は、意中の人を射止めるのに店選びがいかに大切かといったヒントになりそうです。

ところで、料理は五感で楽しむと言われています。文献によって異なりますが、人の五感はおおよそ視覚：85％、聴覚：10％、触覚：2％、嗅覚：2％、味覚：1％

程度で情報を知覚しているとされています。味覚はもっと高いのでは、と予想外に思われるかもしれませんが、実は味覚から美味しさを感じる割合は五感の中で一番低く、目で見る情報の割合が一番高いのです。もし目隠しをされ、鼻もつまんで匂いもわからなくされ、噛んだ際の音も聞こえない状態で物を食べさせられたら、何を食べているかほとんどわからないはずです。一度試してみるとそれがおわかりになるでしょう。

ですので、外食における料理の美味しさというのは味に加え、お店の雰囲気や店員さんのサービス、料理の盛り付けなどを含めた総合的なものだと言えます。これはデートに限らず、大切な取引先、親しい友人との食事などでも店選びが大切なことがわかります。行列のできる店も視覚効果があると言えるでしょう。行列ができるのは美味しいからだと、すでに環境が美味しさを作り出しています。こういった心理を利用して、子どもの好き嫌いもある程度直せるかもしれません。

もっとも、何が心地いいと感じるかは人によって変わります。大衆居酒屋のように人との距離が近く肩肘を張らない場所が安心するという人もいれば、静かな場所で、他の客と一定の距離が保たれているほうが落ち着くという人もいます。また、椅子の質やトイレの数、客層など、食事の場所に何を求めるかという観点は人によってさまざまです。例えば、騒がしい場所や、人との距離が近い場所が苦手な人であれば、お店を選ぶ際は料理以上に席などの配置や、お店の雰囲気を重視する必要があるはずです。

さらに美味しさには店側の条件以外にも、先に述べたように、誰と食べるか、という観点も重要になってきます。みなさんも次のような経験をされたことがあるはずです。

- ネットでの評価が高くとても美味しそうな料理だったのに、親しくない人と食べたことでそこまで美味しいと感じなかった。
- 何気ない日常の食事なのに、大切な人と食べると特別に美味しいと感じた。

これは直感的に理解しやすいかと思います。食べる相手によって料理の味も変わってくるのです。中川正ほか（1997）〈※21〉の研究でも、美味しさの最終的なジャッジは脳が行うため、最終判断を下すための情報（食事の構成成分、温度、外観等）によって美味しさが変わり得ること、精神的疲労があれば苦味、酸味、甘味において、味総量の減少と後味持続時間の短縮が認められ、感受性の低下にも影響するといった報告をしています。

概して緊張や不安を感じることの多い親しくない相手との食事は、自然と味覚の働きが鈍くなったり、食事への感動が抑えられたりすることがあるのは理解できます。

食事中に「この人と何を話せばいいのだろう」「お腹がすいたから食べたいけど、今は相手の話に集中しなければ」「全然話さない人だな、楽しくないのかな」などと考えていては、目の前の食事への集中が妨げられ、味を正確に感じることが難しいはずです。

また、メニュー選択や食事マナーなどに関しても、プレッシャーが生じることがあります。例えば、相手の反応や評価に気を遣うため、料理の味わいが二の次にな

〈※21〉 https://www.jstage.jst.go.jp/article/jisse/1/1/1_18/_pdf/-char/ja

ることがあります。料理を選ぶ際、自分が本当に食べたいものよりも、相手の好みや相手の選んだ料理に自分も合わせなければと考え、メニューをしばらく見ていても反射的に「同じものを」と注文した経験がある方も多いのではないでしょうか。

さらに料理が出てきた後も、「ナイフとフォークはどの順番で使うのが正しかったか」「少し音を立ててしまった。唾が飛んでしまった。下品だと思われたのでは」など。食べ方やマナーに対して気を遣い、味どころではなくなることもあるでしょう。

また、親しくない相手とは共有や共感が難しいことがあります。例えば大事な取引相手との食事では、その目的がそもそもビジネスですので、感情的な共有や共感が少なく、食事そのものの印象も薄まってしまうでしょう。気を遣った接待の後「今日はいったい何を食べたのだろう?」と思い出せないことすらあるのではないでしょうか。逆に接待した相手に喜んでもらえると、料理も美味しく感じ、印象に残るかもしれません。ですので、接待を受ける側も「いい店ですね」「美味しいですね」「今度、家族と来てみたいです」など相手の労をねぎらえば、お互いにとって意義のある食事会になるのだと思います。

そもそも原始より、人は食べているときは無防備になってしまうものです。これは動物も同じです。自然の中で食べ物を見つけてもその場で食べず、例えば頬袋などに入れて安全な住み家まで持ち運んでから食べるのです。私もかつて、ハムスターを飼っていたことがありましたが、飼い出した最初の頃はいくら大好物のひまわりの種をあげても私の前では決して食べませんでした。頬袋に詰めると、ゲージ内に置いていた身が隠せる木箱の中に素早く入ってしまうのです。実はその木箱には中を観察できる小さな覗き窓がついていたのですが、そこからは、ハムスターが頬袋からひまわりの種を取り出して、お腹を上に向けゴロッと寝ころび、リラックスした様子で美味しそうに食べている様子が見えました。

やはり食べる際には安心・安全な環境が大切です。もし、外敵が近くにいて自分の命が狙われているかもしれない状況なら、あえて危険を冒してまでその場で食べることはしないでしょう。しかし人は、安心・安全がない環境でも、無理やり相手に合わせて食べることもあるわけですから、食欲が湧かず、美味しさを感じなくても不思議ではありません。

一方で、心を許せる相手や大切な人と食べる料理が美味しく感じるのは、先に述べたことを逆に考えれば明らかでしょう。愛情を感じる人や信頼できる人と食事を共にすることで、先ほど述べたような精神的な疲労を感じることは減りますから、食べ物により集中でき、味がより豊かに感じられることと思います。心許せる親友と、久しぶりに会ってお互いの近況を話しながらお気に入りのカフェで食事をする場面を想像してみてください。リラックスして料理の美味しさを楽しんでいる様子が目に浮かんできます。

他にも何かを成し遂げた後に食べる食事など、食事を通して気持ちを共有するような食体験は、より記憶に残っているのではないでしょうか。例えば、困難な山登り後の山頂での食事などがそうでしょう。道のりが困難なほど、誰かと共に乗り越えた後の山頂での食事は格別です。同じお弁当の中身でも、その瞬間の興奮や達成感が美味しさをより際立たせるのでしょう。

このように、さまざまな要因が組み合わさって、同じ食事であっても一緒に食べる相手が誰かによって美味しくも不味くも感じられるのです。さらに食事の後にも、美味しかったという五感を通じた「快」の体験は、生涯にわたってさまざまな場面で想起されます。あのとき、誰々と一緒に食べた食事は美味しかった、誰誰と一緒に共有できてよかった、と幸福感にもつながります。

こういった「快」の体験は子どもにとっては特に大きな体験になるはずです。たとえ料理が豪華でなくても、自分のために用意してもらった誕生日のときの特別な食事などは、子どもにとって「自分には価値がある」と感じられる体験にもなります。それは子どもたちが大人になったときに、同じことを自分の子どもたちにしてあげたいといった気持ちにつながっていきます。

節目ごとの食事

これまで主に日常的な食事についてあらゆる観点から見てきましたが、ここでは節目ごとの食事について、考えてみたいと思います。人生にはさまざまな節目があります。

誕生日、入学式、卒業式、就職、結婚式、友人や家族との別れなど、これらは一生の中でも特別な瞬間とされ、祝福や感動が共有される時間でもあります。こうした節目に伴う食事は不可欠な要素であり、その意味は深いものがあります。ここからは、節目における食事の役割について見ていきます。

◎結びつきを深める機会

節目、行事における食事は、関係をより深めるための貴重な機会です。クリスマスや誕生日パーティーなどで、家族や友人と一緒に食事を共にすることは、美味しいという快感と、そのときの会話や思い出が共有され、感情的なつながりを深めるのです。いつもより豪華で特別な食事を楽しんだり、音楽に合わせて踊ったりなどすれば、心地のよい共有体験（楽しかった思い出）としてより深く記憶に刻まれるでしょう。

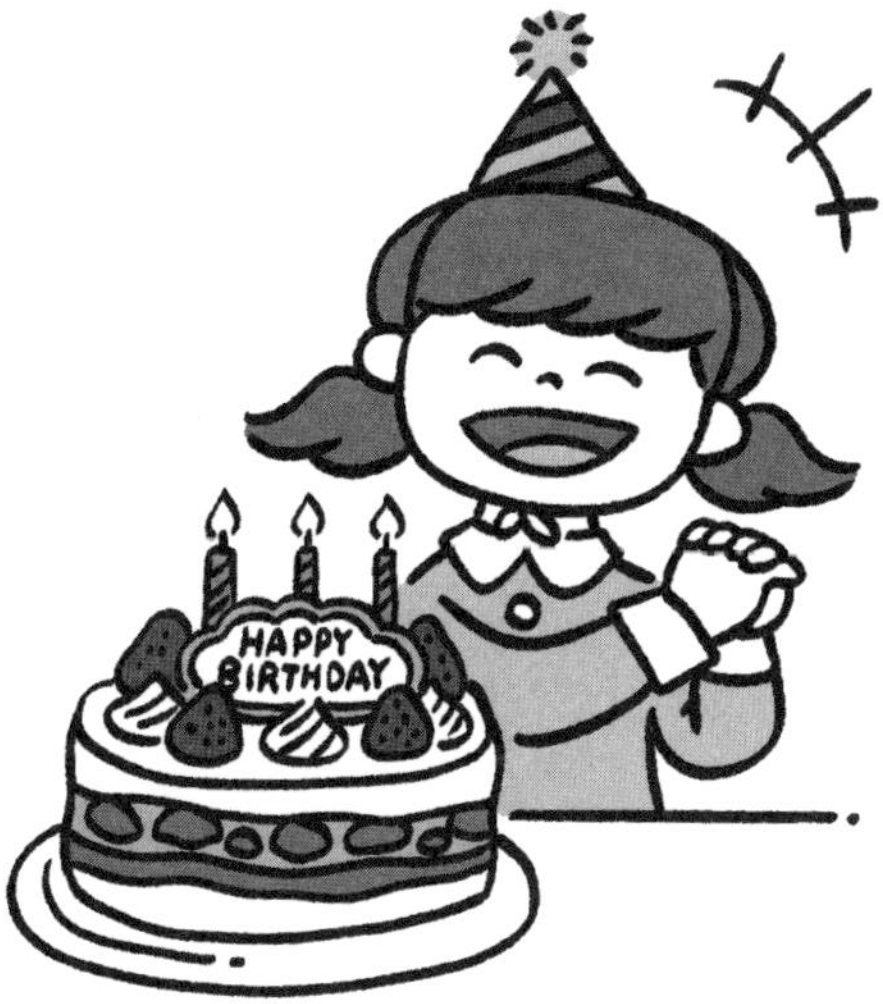
HAPPY
BIRTHDAY

◎新たな始まりと終わり、そして感謝

食事は新たな始まりや終わりに際し、大切な印象を残す役割を果たします。新たな仕事の始まりを祝う食事、学業の修了を記念する食事。これらは節目における達成感や期待感を高め、次のステップに向けた意気込みを与えてくれます。

また、そのときの食事は、感謝の表現としての役割もあります。例えば、送別会や歓迎会は感謝の意を示す一環として行われます。食事を通じて、感謝の気持ちが相手に伝えられ、その気持ちが美味しさとともに共有されるのです。

◎文化と伝統の継承

国内外を問わず多くの文化は、特別な節目ごとの食事が伝統と結びついています。日本なら、お正月のおせち料理、大晦日の年越しそば、ひな祭りのちらし寿司など、これらは代々受け継がれ、文化や家族の伝統を維持する手段となります。食事は過去からのつながりを感じさせ、新しい世代に受け継がれるものでもあります。

例えば、お正月に食べる食事として、おせち料理、お雑煮が代表的なものとして挙げられます。おせち料理の起源は１０００年以上も前の平安時代とも言われ、庶

民におせち料理が広まったのは江戸時代と言われています。お正月は家族や親戚など、一年の中でも最も人が集まる日でもあります。おせちという日本の文化的、伝統的な料理を食べながら今年の抱負を話したり、去年の出来事を報告したりする時間は、その年を充実したものにするための大切な時間となります。また、お雑煮は地域によって味付けが変わるので、同じ料理でも味が変わることがあるという新しい体験を子どもに伝えることができます。

◎誕生日

誕生日は一年に一度、必ず訪れる特別な日です。大人になってからでも、誕生日はいつもより特別に感じる人は多いでしょう。子どもにとって誕生日はドキドキ、ワクワクで一杯です。そもそもいつから誕生日にケーキを食べるような習慣があったかについては、一説には、古代ギリシャの時代にまで遡ると言います。しかし日本ではもともと誕生日を祝う習慣すらなかったようで、その文化は第二次世界大戦後にアメリカのＧＨＱによってもたらされたという説があり、比較的新しい習慣でもあります。

現代では自分の誕生日を忘れられると、とてもショックに感じるという方は多いでしょうし、やはりその日にはケーキを食べないと誕生日を迎えた気がしない、という方もいらっしゃるのではないでしょうか。有名なケーキ屋さんにわざわざ並んでケーキを買ったり、事前に予約をしたりする人がいることを考えても、やはり誕生日のケーキは特別なものなのでしょう。

また誕生日には、周りからいつもよりも特別な扱いを受けることが多いでしょう。家族や友人からの祝福やプレゼントを受け取り、子どもは誕生日パーティーなどで主役として特別な注目を集める日でもあります。ケーキにしろごちそうにしろ、いつもはお兄ちゃん、お姉ちゃんとして、我慢して大きいほうを下の子に分けてあげていたとしても、今日だけは自分が心置きなくたくさん食べられる。みんなが自分を囲んで自分の誕生を祝福してくれる。今日だけは自分が主役だと思えます。

誕生日にケーキで祝ってもらうことは、何歳になってもうれしいことです。特に子どもにとっては数あるイベントの中でも特別に幸せなものであると言えるかもしれません。

このように、節目ごとの食事には、結びつきの深化、文化の継承、感謝の表現、新たな始まりと終わり、など多くの意味が宿っています。食事は単なる栄養補給の手段に留まらず、人生の特別な瞬間において、感動と共感に深みを与えてくれる力を持っています。節目における食事は、私たちの生活において欠かせない要素でもあり、その大切さは計り知れないのです。

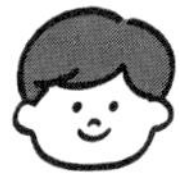

食事は子どもの心を育む営み

親が「食」で子どもにしてあげられること

子どもが親元から離れ、自分で何を食べるか選択しなければならなくなったとき、それまでの食習慣から影響を受ける傾向があると言えます。子どもにとって、食べ物や食環境の選択肢は制限されていることが一般的ですから、子どもの頃の食習慣は、家庭環境や親の影響を受けて形成され、これが将来の子どもの食生活に影響を与える可能性が大いにあるのです。

子どもの成長と発達には、健康的な食事と適切な食習慣が重要です。しかし、食事はこれまでにご説明したように単なる栄養摂取だけではなく、喜びや楽しみ、節目の意味づけといった意義や役割を担っています。

子どもたちが心から喜び、楽しむことができるような食事や食習慣を与えることは、その子の将来の健康と幸福にも大きな影響を与えることでしょう。子どもが大人になって自分で食事を選択できるようになったときにそなえ、今、親ができることは何かについて考えたいと思います。

各家庭の食事中の習慣

各家庭には、その家独自の食事の習慣というものがあります。他の家庭を知らない子どもにとって、それが我が家ならではの習慣だとは気づかないままで生活していることがほとんどでしょう。自分の家では普通だと思っていることが、他の家庭からすれば驚く習慣だったりします。夕食中はテレビをつけてドラマやスポーツ中継、バラエティを見ながら食事をする習慣のある家庭からすれば、テレビをつけずに静かな音楽をかけながら食事をするといった習慣のある家庭は異様に見えるでしょうし、その逆も然りです。

またある家では食前の祈りが最初にあるかもしれません。異なる習慣の二人が結婚して日常の食生活を共にすることになって、互いに野菜の切り方一つとっても驚いたという体験は誰しもあることかもしれません。

4歳のEちゃんが児童養護施設に入所してから、久しぶりに外泊で家に帰ってきたときに、食事の前に「合掌、感謝して、いただきます」と突然言ったことに、親がびっくりしたと言います。子どもが違う環境で生活して、新たな習慣を身につけていたのです。その施設は仏教系の施設だったと聞きました。他にはどのような食事のルールや習慣が考えられるのか、いくつか列挙してみました。

●食事中はしゃべらず静かに食べる　or　夕飯時にそれぞれの今日の出来事を話す
●具の大きさは素材の持ち味を生かして大きく　or　小さく食べやすく、見た目を美しく
●一人ひとり別のお皿に盛る　or　大皿に盛った料理をみんなでとり分ける
●全員が食べ終わるまで席についている　or　食事を終わった人がそれぞれにごちそうさまと言ってバラバラに片付ける
●朝食はできるだけ家族全員が揃って食べる　or　朝食は各自でまちまち

今では「食事中はスマホを触らない」というルールを新たに作っている家庭もあるでしょう。外食では他の客の食習慣を観察することもできます。食事前ならともかく、食事が運ばれてきても、それぞれがスマホを触りながら食事をしていることもあります。外食でもそうなら、家ではスマホを見ながらの食事でほとんど会話はなさそうです。そんな環境で育てば、それはその子が大人になった際の当たり前の習慣になるのです。

好みや嗜好、食文化の伝達

幼少期に親から提供された食べ物や料理は、子どもの好みや嗜好に大きな影響を与えます。これらの食習慣は、成長して独自の食事選択をする際にも反映されることがあります。例えば、子どもの頃の家の料理が全体的に薄味だったら、その後も薄味の味付けを好むでしょう。

また家庭で食べてきた料理や食材は、子どものアイデンティティや文化的なつながりに影響を与えます。子どもが親元から自立して食事を選ぶ際、自身の食習慣の背景が反映された食事を選ぶことがあります。

例えば代表的なものがお正月のお雑煮。地域によってお雑煮の味が違います。私の親戚は鳥取に住んでいますが、お雑煮といえば小豆のお雑煮らしいです。それは他の地域からすれば「ぜんざい」であって、お雑煮とは言えないかもしれません。中部地方の知人はお味噌を入れると言います。別の地域で育った人は、お味噌に餅を入れることに違和感を覚えるかもしれません。

味覚は身体的な感覚です。幼い頃から自分の身体に染みついてきた歴史がありますので、そう簡単にはこの違和感はぬぐえません。子どもにとっては「今、自分が食べているもの」がスタンダードになるのです。我々大人が思っている以上に子どもも時代の体験は忘れないものです。伝統的な地域の料理などがあれば、慣れ親しんだ味として今度は自分の家庭でも作ってみようと、代々、受け継がれていくことにもなるでしょう。

感情や思い出と食の記憶

子ども時代に経験した食事には、さまざまな感情や思い出が結びついています。特別なイベントや家族の集まり、楽しい思い出と関連づけられた食事は、大人になった後も快い記憶として残ることでしょう。逆に、嫌な思い出や不愉快な体験があったときに食べたものは、大人になっても避けるかもしれません。親元から離れ、自分で何を食べるか選ぶとき、これまでの思い出から影響を受けることが十分に想定されます。運動会のときに父親が作ってくれたお弁当に、たこさんウインナーがいっぱい入っていたことを大人になってもいい思い出として話す人もいます。

私の場合、生まれてから大学生になって一人暮らしをするまでは実家で生活していました。夏にはよくそうめんを食べていたのですが、決まって父親がそうめんを茹でる係で、茹でる際はいつも「茹でた後はすぐに冷やさないといけない」と言っていたことを思い出します。また母親がフライパンで餃子を一人分ずつ焼き、皿に順番にのせ、自分の順番が来たらうれしかったこと、ステーキの日は贅沢だからと他のおかずはなしでご飯だけだったこと、決して裕福ではなかったものの遠くから来客があったときは、普段食べないような珍しいものを母が買ってもてなしていたことなど、子どもの頃の食事は今もなお鮮明に覚えており、食事を通してさまざまなことを体験したことが、今の生き方に少なからず影響を与えていると感じます。

では実際に子どもが自分で食事を適切に選ぶことができるようになるために、親である我々は、何ができるでしょうか。

◎よい食習慣のモデルとなる

子どもは親の行動を見て学びます。健康的な食習慣を示すことで、子どももそれを模倣しやすくなります。親である自分たちがまず、できるだけバランスのとれた食事を作り、野菜などを積極的に摂る姿を見せたいものです。

◎食事の楽しさを伝える

「食事の場を楽しい体験に」というイメージを親が持ちましょう。可能であれば一緒に料理を作る、食卓の飾りやお皿の盛りつけを工夫して、食べる場を楽しいものにするなど、ポジティブな食体験を用意するのもいいでしょう。「食べる＝楽しい」というイメージにもなります。またそれは子どもに安心感を与える時間にもなるはずです。

◎多様な食材を提供する

子どもがさまざまな食材を試す機会を与えることも大切です。新しい食材や調理法を取り入れたり、食のバリエーションを広げたりするよう心がけます。さまざまな食材に触れることで、食に対する好奇心や興味を持つきっかけもより増えますし、感覚過敏のお子さんにとっては何に不快さを感じるのか、理解が深まるきっかけになるでしょう。

◎食に関する知識を共有する

食品の栄養価や健康に関する知識を子どもに教えることで、将来、より賢明な食選択をすることに役立ちます。例えば、パッケージのラベルや食品の成分表を一緒に見ながら、食品の情報を理解させることは、子どもが自分で健康的な生活スキルを身につけることに役立ちます。

小学生を例に挙げると、小学校の6年間を通して食事を1日3回、単純計算すると3日×365日×6年間＝6570回分食べることになります。

また、前にも述べましたが、子どもの場合は食の選択肢は限られており、親が主導権を握っていますから、子ども時代に形成された食習慣は、その後の子どもの食への価値観や嗜好、食行動に直結するものと言えます。たかが一食、されど一食です。毎日の食事が積み重なり、それが食習慣となり、将来の子どもの食行動につながります。その観点で見れば、子どもの頃の一回の食事と、大人である今の一回の食事の重みは異なると言えます。このことを少しでも日々の忙しい生活の中でも意識することは大切かもしれません。

限られた時間とお金でできること

食事の楽しさを伝えたり、健康的な食習慣を育んだりすることは、子どもの成長と発達において重要な要素です。しかし、そうは言っても現実問題、時間とお金の制約といった壁にぶつかることもあるかと思います。

大人は子どもたちの健康と幸福を考える一方で、この現実を無視することはできません。私たちの日常は、仕事や生活上の雑用、その他のさまざまな役割や責任によって時間に追われることがあります。そのため食事の準備や調理に割ける時間がどうしても限られてしまいます。また、経済的な制約も存在します。本来は子どもに食べさせたい無添加の自然食材が高価であったり、特別な日に特別なごちそうが準備できなかったりすることもあるでしょう。それらによって食の楽しさや健康的な食習慣を育むことが難しくなることもあります。しかしながら、このような制約があるからこそ、今、食に対する工夫と柔軟性が求められるのです。

親である私たちは、どんな工夫ができるのでしょう。考えてみたいと思います。

◎簡単なレシピと計画

簡単で手軽なレシピや食事プランの情報を得ることで、忙しい日々でも健康的な食事を提供しやすくなります。スマホでもさまざまな情報にアクセスができます。

例えば、包丁を一切使わず電子レンジのみで作れる料理、炊飯器に具材を入れるだけで作れる料理などです。

◎あらかじめ調理して冷凍

余裕のあるときに多めに調理し、冷凍保存しておくことで、忙しい日でも手軽に健康的な食事を提供できます。一から作るには時間のかかるハンバーグやシチューなどのスープ類を事前に調理して冷凍しておくことで、大幅に時間を短縮できるでしょう。ただし注意点もあります。

●1人分ずつ小分けにして冷凍する

多量に調理し、それを一つの容器にまとめて冷凍保存してしまうと、一度に消費しきれず、何日も同じメニューを食べ続けることになります。

●味付けは薄めに

冷凍する際には、調理した食材の組織が変化し、味がより深く染み込みやすくなります。後から味を濃くすることは容易ですが、逆に味を薄める調整をするのは困難です。そのため、料理を冷凍する場合は、通常よりも少し控えめな味付けを心がけるとよいでしょう。

◎冷ましてから冷凍

事前に調理した食品を冷凍する際には、しっかり冷ました後に凍らせるようにしましょう。高温のまま冷凍すると、容器内で水滴が生成されたり、食品の品質が損なわれたりする可能性があります。また調理済みの料理を熱伝導がよい金属製の容器に入れて冷凍すれば、迅速に凍結させることができ、食材の品質を保つことができるというメリットもあります。

◎一度解凍したら再冷凍しない

一度解凍したものを再冷凍すると、雑菌が発生し、さらに繁殖する危険性があるため、一度解凍したものは再冷凍しないようにしましょう。

◎1カ月以内に食べきる

冷凍した食材は、1カ月以内に食べきるように心がけましょう。長い間冷凍しておくと、酸化が進行し、冷凍焼けを引き起こす可能性があります。きちんと保存期間を守り、早めに消費しましょう。容器に冷凍した日付を記しておくようにしましょう。

◎季節の食材や価格変動を考慮する

概してその季節の旬の食材は手頃な価格で入手できます。一方で、旬の食材でも出始めと半ば頃では価格が大きく異なることもあります。これらの情報を上手くキャッチすることで、予算を抑えながら栄養バランスのとれた食事を用意することが可能です。

例えば、鍋の季節に欠かせない白菜の旬は10月〜2月頃ですが、価格を時期によって比較してみますと、令和2年の12月の半ばでは1キロあたり106円で最安値でしたが、同年の出始めの10月の第1週目は252円と倍以上の価格となっています（食品価格動向調査、農林水産省）。季節の食材は、その時期は市場に供給される量も多く価格も割安になりますが、旬の食材であっても出始めは高いことも多く、スーパーで見つけてもすぐに飛びつかず、しばらく価格の動向を見てから購入してもいいかもしれません。

一例を挙げましたが、現実的な制約を理解しながらも、少しずつできることから取り入れることで、子どもたちに健康的な食習慣を育む手助けをすることができます。無理をせず、「これならできる」と思える方法を選んで取り組んでみましょう。食事はまず、作る人が食に対して心地よくなることが何より大切です。

また、健康的な食習慣を育むために時間やお金をある程度投資することは、将来の医療費の削減や健康の維持につながる可能性もあります。ただ、毎日栄養のことを考えて食事を作るのは簡単ではありませんし、ストレスも溜まります。親としては、自分の家庭の状況に合ったバランス点を模索することになりますが、正解はありませんので、無理のない、持続可能な方法で子どもたちにとって心地のよい食習慣を育むことを考えてみましょう。

おわりに

最初に出版社の担当者の方からお話をいただいたのは、心理学の視点から「加害者になる子どもと被害者になる子ども」について書いてほしいといった内容でした。しかしいろいろと話を進める中で、加害者、被害者という前にそもそも子どもにとって大切な本質は何か、と話題が移ったときに共通して出てきたのが、本書のテーマである〝子どもの心と食〟に関することでした。心理学的な視点から食が与える子どもの心への影響について考察し、これまでにない内容を考えました。

今回、執筆にあたり、私自身も食を通したコミュニケーションの意義を再認識しました。食事は作るよりメニューを考えるほうが大変だといった話をよく聞きます。用意された食事を見たときの相手の反応はとても気になるものです。食事を作ってもてなす以外にも、どこかの店を選んで誰かを接待する際でも、とても気を遣います。果たしてこの店で喜んでくれるだろうか、雰囲気はどうだろうか、味はどうだろうか、と相手の気持ちを想像しながら思案するのです。みなさまもたびたび同じような体験をされていることでしょう。

子どもでも同じことがあります。例えば、子どもが父の日や母の日にドキドキ、ワクワクしながらご飯を作ってみたりすることは、誰かのために何かをするといった特別な実体験なのです。親の反応に不安を覚えながらも、喜んでもらえると大きな自信にもつながります。これは対人関係構築の基礎でもあります。

目まぐるしく情報が行き交い、忙しい日々を送る中でも、食は常に人の生活の中心にあります。デジタル社会に身を置いていても、食を通して美味しい、不味い、辛い、すっぱい、かび臭い、賞味期限が切れている、栄養をとらなければ、といったアナログ的な言葉を何度も発しながら我々は一喜一憂しています。

食は、いつの時代にも人の心に大きな影響力を持ち、子どもの発達に対してはその行方を左右するほど、はかり知れない意義があるでしょう。今、改めて子どもへの食事の影響を見直し、子どもの成長を見守る上で、本書がご参考になればと思います。

最後になりましたが、このたび出版の機会をいただきましたCCCメディアハウス様、最後まで丁寧に内容を確認していただきました編集部の佐藤友紀様には心より感謝申し上げます。

令和6年2月
宮口幸治

児童精神科医《じどうせいしんかい》が教《おし》える
こころが育《そだ》つ！ 子《こ》どもの食事《しょくじ》

2024年４月10日　初版発行

著　者　　宮口幸治

発行者　　菅沼博道
発行所　　株式会社CCCメディアハウス
〒141-8205
東京都品川区上大崎３丁目１番１号
電話（販売）049-293-9553
　　（編集）03-5436-5735
http://books.cccmh.co.jp

アートディレクション　　細山田光宣
デザイン　　能城成美（細山田デザイン事務所）
装画・挿画　　川原瑞丸
DTP　　有限会社マーリンクレイン
校正　　株式会社文字工房燦光
印刷・製本　　図書印刷株式会社

ISBN978-4-484-22255-4